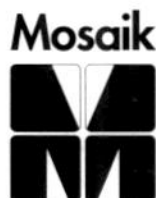

Mosaik

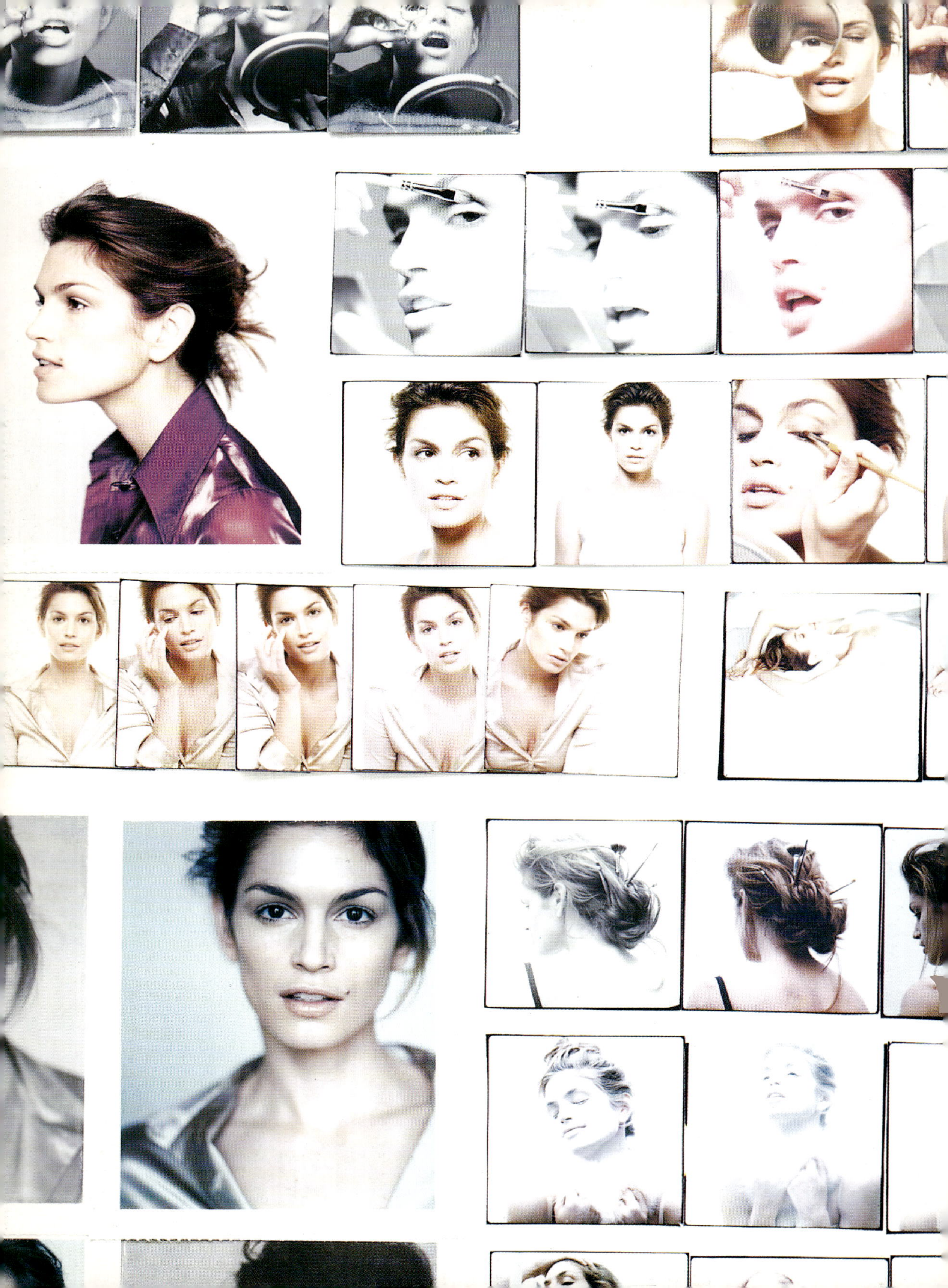

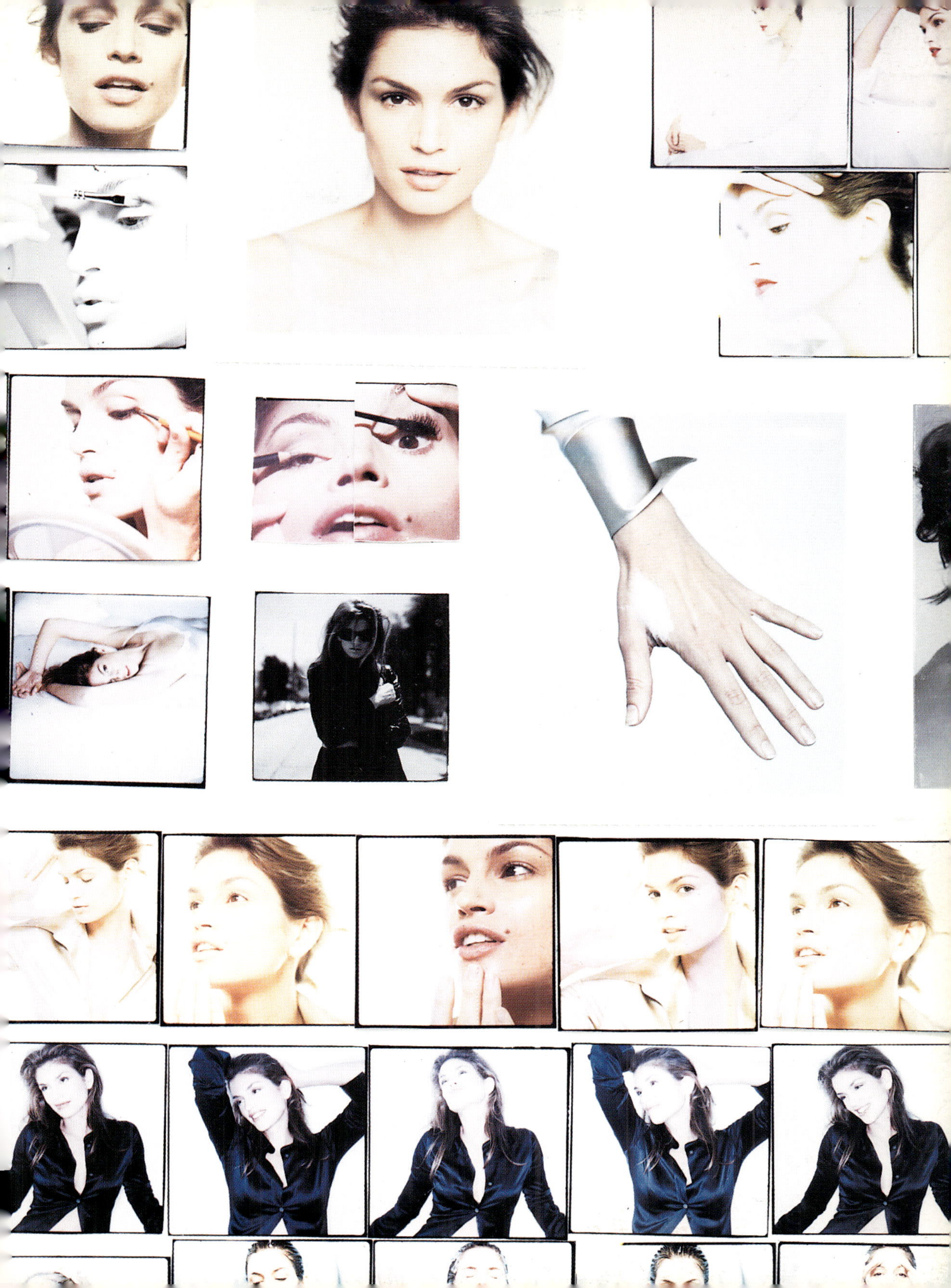

CINDY CRAWFORDs MAKE·UP

PROFI-TIPS FÜR JEDEN TAG

KONZEPT UND TEXT: CINDY CRAWFORD, SONIA KASHUK UND KATHLEEN BOYES

DESIGN UND ART DIRECTION: ROBERT VALENTINE

BEAUTY FOTOS: MICHEL COMTE

STILL LIFE FOTOS: CHRISTOPHER BAKER

ILLUSTRATIONEN: MAURICE VELLEKOOP

MOSAIK VERLAG

TITEL DER ORIGINAL-
AUSGABE:

**CINDY
CRAW
FORD'S
BASIC
FACE**

ART DIRECTION BY
ROBERT VALENTINE
DESIGNED BY ROBERT
VALENTINE, JIN CHUNG,
TINA LAUFFER OF THE
VALENTINE GROUP
NEW YORK CITY
FIRST EDITION

DER MOSAIK VERLAG
IST EIN UNTERNEHMEN
DER VERLAGSGRUPPE
BERTELSMANN

ÜBERSETZUNG AUS
DEM AMERIKANISCHEN:
URSULA BISCHOF
REDAKTION:
MONIKA KÖNIG
TEXTBEARBEITUNG:
KIRSTEN SONNTAG
UMSCHLAGGESTALTUNG:
MARTINA EISELE
SATZ: FILMSATZ
SCHRÖTER, MÜNCHEN
DRUCK UND BINDUNG:
ALCIONE, TRENTO
PRINTED IN ITALY
ISBN 3-576-10765-7

DER SCHÖNHEIT IN JEDER FRAU GEWIDMET

EIN BUCH MACHEN – EINE AUFREGENDE SACHE

ICH BIN MEHRMALS GEFRAGT WORDEN, OB ICH NICHT ENDLICH EINE AUTOBIOGRAPHIE
SCHREIBEN WOLLE, ABER DAFÜR FÜHLTE ICH MICH NOCH ZU JUNG. SCHLIESSLICH BIN ICH ERST
DREISSIG … SONIA KASHUK, EINE MEINER BESTEN UND LANGJÄHRIGEN FREUNDINNEN, IST EINE
WAHRE MAKE-UP-KÜNSTLERIN. WIR HATTEN IM LAUF DER JAHRE IMMER WIEDER EINMAL
DARÜBER GESPROCHEN, GEMEINSAM EIN BUCHPROJEKT AUF DEN WEG ZU BRINGEN, ABER
KEINE VON UNS BEIDEN BLIEB LANGE GENUG AUF DEM GLEICHEN FLECKCHEN ERDE, UM DAFÜR
ZU SORGEN, DASS DIESE IDEE GESTALT ANNAHM. DANN MUSSTE ICH, IM ANSCHLUSS AN EINE
BEEINDRUCKENDE REISE NACH AFRIKA, FÜR EINE ZEITLANG IN DIE KLINIK – EINE MIKROBE ODER
AMÖBE MACHTE MIR GEHÖRIG ZU SCHAFFEN. SONIA BESUCHTE MICH JEDEN TAG UND
VERWÖHNTE MICH MIT LECKERBISSEN, UND SO VERBRACHTEN WIR VIEL ZEIT MITEINANDER, DIE
ICH UM KEINEN PREIS DER WELT MISSEN MÖCHTE. DAS VORLIEGENDE BUCH IST DAS ERGEBNIS
DIESER BESUCHE UND BESIEGELTE UNSERE FREUNDSCHAFT. LIEBE SONIA, VIELEN DANK DAFÜR,
DASS DU MICH VOR KRANKENHAUSKOST UND WEITEREM TRÜBSINN BEWAHRT HAST.

DANKEN MÖCHTE ICH AUCH ROBERT VALENTINE UND SEINEM DESIGNER-TEAM. ER HAT DAS
KONZEPT AUF ANHIEB RICHTIG UMGESETZT UND GENAUSOVIEL BEGEISTERUNG AN DEN TAG
GELEGT WIE SONIA UND ICH. NICHT ZU VERGESSEN KATHLEEN BOYES; SIE HAT MIR GEHOLFEN ZU
SAGEN, WAS ICH SAGEN WOLLTE, UND MIR IMMER EIN FEEDBACK GEGEBEN. DES WEITEREN
DANKE ICH MICHEL COMTE, DER DIE BOTSCHAFT VERSTANDEN UND IN SEINEN WUNDERVOLLEN
FOTOGRAFIEN FESTGEHALTEN HAT, ANNA DELLO RUSSO FÜR DAS STYLING UND IHRE
STILSICHERHEIT, SAM MCKNIGHT UND PETER SAVIC, DIE DAFÜR GESORGT HABEN, DASS MIR DIE
HAARE NICHT DAUERND INS GESICHT HINGEN, SO DASS MAN MEIN MAKE-UP TATSÄCHLICH
SEHEN KANN, CHRISTOPHER BAKER UND DER STYLISTIN SUZANNE SHAKER, DIE LEBEN IN DIE
STILLEBEN GEBRACHT HABEN. UND DANKEN MÖCHTE ICH AUCH PATRICK DEMARCHELIER, SANTE
D'ORAZIO, ARTHUR ELGORT, NICK KNIGHT UND HERB RITTS FÜR DIE FREUNDLICHE
GENEHMIGUNG, IHRE FOTOS ABZUDRUCKEN.

MEIN DANK GILT DES WEITEREN DAN STRONE, MEINEM LITERATURAGENTEN, DER SICH SEHR
ENTSCHLOSSEN FÜR DIE VERWIRKLICHUNG DES PROJEKTS EINGESETZT HAT, OBWOHL ER SELBST
KEIN BEDARF FÜR MAKE-UP HAT, SOWIE MICHAEL GRUBER UND ALLEN MITARBEITERN VON
WILLIAM MORRIS, DIE MIR DEN WEG ZU DAN GEEBNET HABEN. DANK GEBÜHRT AUCH MICHELLE
MAYER, DIE MIR MIT SÜDLÄNDISCHEM CHARME UND UNNACHAHMLICHER ANMUT STEINE AUS
DEM WEG GERÄUMT HAT, KARIN CALDIERO, DIE DAFÜR GESORGT HAT, DASS ICH DABEI NICHT
DEN VERSTAND VERLIERE, SOWIE BROADWAY BOOKS, DIE AN MICH UND DIE IDEE ZU DIESEM
BUCH GEGLAUBT HABEN (UND MIT MIR EINEN VERTRAG ABSCHLOSSEN, DER WEDER KUSS-
SZENEN NOCH LANGE REDEN VON MIR FORDERTE).

EIN WEITERES DANKESCHÖN GEHT AN ALISA BELLATINI UND MTV'S HOUSE OF STYLE, DIE MEIN
SELBSTVERTRAUEN GESTÄRKT UND MICH ERMUTIGT HABEN, ETWAS NEUES AUSZUPROBIEREN,
AN DAS REVLON TEAM FÜR DIE UNTERSTÜTZUNG UND DIE FREIHEIT DER SELBSTENTFALTUNG,
AN ANNETT WOLF UND GAYLE KHAIT FÜR IHRE GUTEN TIPS UND IHRE FREUNDSCHAFT SOWIE AN
MEINE MOM UND MEINE SCHWESTERN CHRIS UND DANIELLE; SIE ZÄHLEN ZU DEN FRAUEN, DIE
ICH UNWEIGERLICH ALS MASSSTAB BETRACHTET HABE, ALS ICH MIR IMMER WIEDER DIE FRAGE
STELLTE: »WOLLEN FRAUEN DAS WIRKLICH WISSEN?« EIN DANKESCHÖN AUCH AN MEINEN DAD,
EINFACH WEIL ER MEIN VATER IST, AN ALLE GROSSEN MAKE-UP-KÜNSTLER, MIT DENEN ICH
ZUSAMMENARBEITEN UND VON DENEN ICH LERNEN DURFTE, UND AN ALLE FANS, DIE HOUSE
OF STYLE GESEHEN, EINE ZEITSCHRIFT MIT MEINEM FOTO AUF DER TITELSEITE GEKAUFT, MEINE
VIDEO-FITNESS-PROGRAMME ABSOLVIERT ODER MIR GESCHRIEBEN HABEN. ICH HOFFE, DASS
IHNEN DAS LESEN DIESES BUCHS GENAUSOVIEL SPASS MACHT, WIE ICH WÄHREND SEINER
ENTSTEHUNG HATTE.

ALLES LIEBE

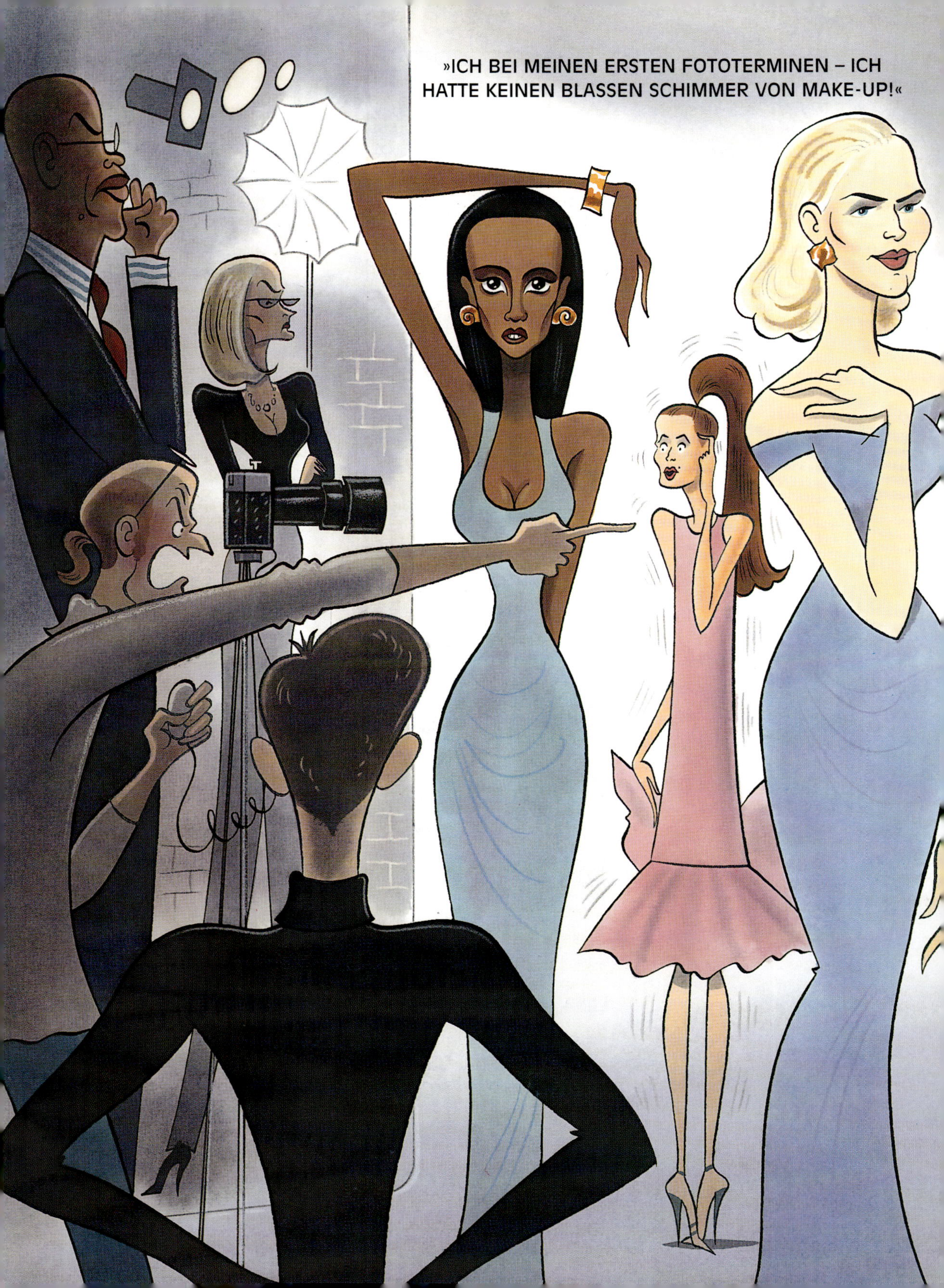
»ICH BEI MEINEN ERSTEN FOTOTERMINEN – ICH
HATTE KEINEN BLASSEN SCHIMMER VON MAKE-UP!«

EIN NATÜRLICHES MAKE-UP: SELBSTVERTRAUEN IN FÜNF MINUTEN

ZU BEGINN MEINER MODEL-KARRIERE HABE ICH KEINE SPUR MAKE-UP BENUTZT – MEIN VATER ERLAUBTE ES NICHT. BEI EINEM DER ERSTEN FOTOTERMINE MUSSTE ICH MICH DANN SELBST SCHMINKEN. ICH HATTE EINEN KLEINEN PINSEL, LIDSCHATTEN, EINE FLASCHE TEINT-GRUNDIERUNG UND EINEN LIPPENSTIFT VON MEINER MUTTER MITGEBRACHT. ICH HATTE ALLERDINGS KEINE AHNUNG, WAS GENAU ICH DAMIT ANFANGEN SOLLTE. ZUM GLÜCK WAREN DIE MODELS IMAN UND DIANE DEWITT MIT VON DER PARTIE. MIT IHRER HILFE UND EINFACH DADURCH, DASS ICH BEOBACHTETE, WIE SIE IHR EIGENES MAKE-UP AUFTRUGEN, LERNTE ICH ALLMÄHLICH, WIE MAN ES MACHT, UND DAS BILD, DAS ICH AN JENEM TAG BOT, WAR GANZ PASSABEL (ZUMINDEST SCHICKTE MAN MICH NICHT NACH HAUSE). TROTZ ZEHNJÄHRIGER LAUFBAHN ALS MODEL – UND EINER TRILLION MAKE-UP-SITZUNGEN – ERINNERE ICH MICH NOCH HEUTE DARAN, WIE EINGESCHÜCHTERT ICH MICH ANGESICHTS DER VIELFÄLTIGEN SCHMINKUTENSILIEN GEFÜHLT HABE. DESHALB KAM MEINER FREUNDIN, DER MAKE-UP-KÜNSTLERIN SONIA KASHUK, UND MIR DIE IDEE ZU DIESEM BUCH. SONIA IST, WIE ICH, DER MEINUNG, DASS MAKE-UP DAS SELBSTVERTRAUEN STÄRKEN UND NICHT UNTERGRABEN SOLLTE, DENN VERUNSICHERT FÜHLT MAN SICH IM LEBEN SCHON OFT GENUG. WIR WAREN SICHER, DASS FRAUEN VON EINEM PRAKTISCHEN, GRUNDLEGENDEN MAKE-UP-HANDBUCH PROFITIEREN WÜRDEN. ICH BIN KEINE EXPERTIN IN SACHEN MAKE-UP UND WEIT DAVON ENTFERNT, JEMALS EINE ZU WERDEN, ABER ICH HATTE DAS GLÜCK, MIT DEN GRÖSSTEN VISAGISTEN DER WELT ZUSAMMENZUARBEITEN. IN DIESEM BUCH SIND EINFACHE TRICKS UND TIPS FÜR EIN NATÜRLICHES MAKE-UP ENTHALTEN, DIE SICH NICHT NUR VOR DER KAMERA, SONDERN AUCH IM »RICHTIGEN LEBEN« BEWÄHREN. AUS MEINEN EIGENEN ERFAHRUNGEN UND SONIAS REICHEM WISSEN UM DIE VERSCHIEDENEN GESICHTSTYPEN (ICH HABE IMMER NUR MICH

SELBST GESCHMINKT) HABEN WIR EIN KONZEPT FÜR EIN BASIS-MAKE-UP ENTWICKELT. WAS VERSTEHT MAN DARUNTER? DAS BASIS-MAKE-UP IST EIN VÖLLIG NATÜRLICHES MAKE-UP. UND MEHR ALS DAS, DENN ES SCHAFFT INNERHALB VON FÜNF MINUTEN SELBSTVERTRAUEN. ES SOLL UNGEFÄHR SO AUSSEHEN, WIE WIR ALLE GERNE AUSSÄHEN, WENN WIR GERADE AUF-GEWACHT SIND. ES IST EINFACH AUFZUTRAGEN UND UNTERSTREICHT UNSERE NATÜRLICHEN VORZÜGE, ABER LÄSST UNS NICHT SO WIRKEN, ALS HÄTTEN WIR STUNDEN VOR DEM SPIEGEL VERBRACHT. DAS BASIS-MAKE-UP ENTFALTET SEINEN EFFEKT VÖLLIG UNAUFFÄLLIG. FRAUEN MÖGEN VIELLEICHT ERKENNEN, DASS SIE MAKE-UP TRAGEN, MÄNNER EHER NICHT. DAS BASIS-MAKE-UP ÄHNELT EINEM WEISSEN HEMD ODER EINEM SCHWARZEN ROLLKRAGENPULLOVER: ES WIRKT GANZ NATÜRLICH UND SELBSTVERSTÄNDLICH UND SIEHT EINFACH TOLL AUS. SIE MÜSSEN KEINE EXPERTIN SEIN, UM ES AUFZUTRAGEN (ICH HABE UNTER SONIAS ANLEITUNG UND MIT IHRER BILLIGUNG MEIN MAKE-UP, DAS SIE AUF DEN NÄCHSTEN SEITEN SEHEN, EIGENHÄNDIG AUFGETRAGEN – EHRENWORT!). DIESES BUCH GLEICHT EINEM KOCHBUCH – ES SOLL EIN PRAKTISCHER RATGEBER FÜR IHR MAKE-UP SEIN, AUF DEN SIE JEDERZEIT ZURÜCKGREIFEN KÖNNEN. DIE SCHMINKTECHNIKEN HABEN IMMER GÜLTIGKEIT, GANZ GLEICH, OB SIE SICH MIT PICKELN ODER FALTEN KONFRONTIERT SEHEN. HIER GEHT ES NICHT UM EIN MAKE-UP FÜR EINE BESTIMMTE ALTERSGRUPPE, TAGESZEIT ODER EINEN MODETREND. SOBALD SIE DIE GRUNDLEGENDEN TECHNIKEN BEHERRSCHEN, SIND SIE IMSTANDE, SIE AUF DIE NÄCHST-HÖHERE EBENE ZU ÜBERTRAGEN – ZUM BEISPIEL GANZ NACH LUST UND LAUNE EINEN KNALLROTEN LIPPENSTIFT ODER SCHIMMERNDEN HIGHLIGHTER HINZUZUFÜGEN. SIE KÖNNEN ES ABER AUCH BEIM BASIS-MAKE-UP BEWENDEN LASSEN, WENN SIE SICH DAMIT RUNDUM WOHL FÜHLEN.

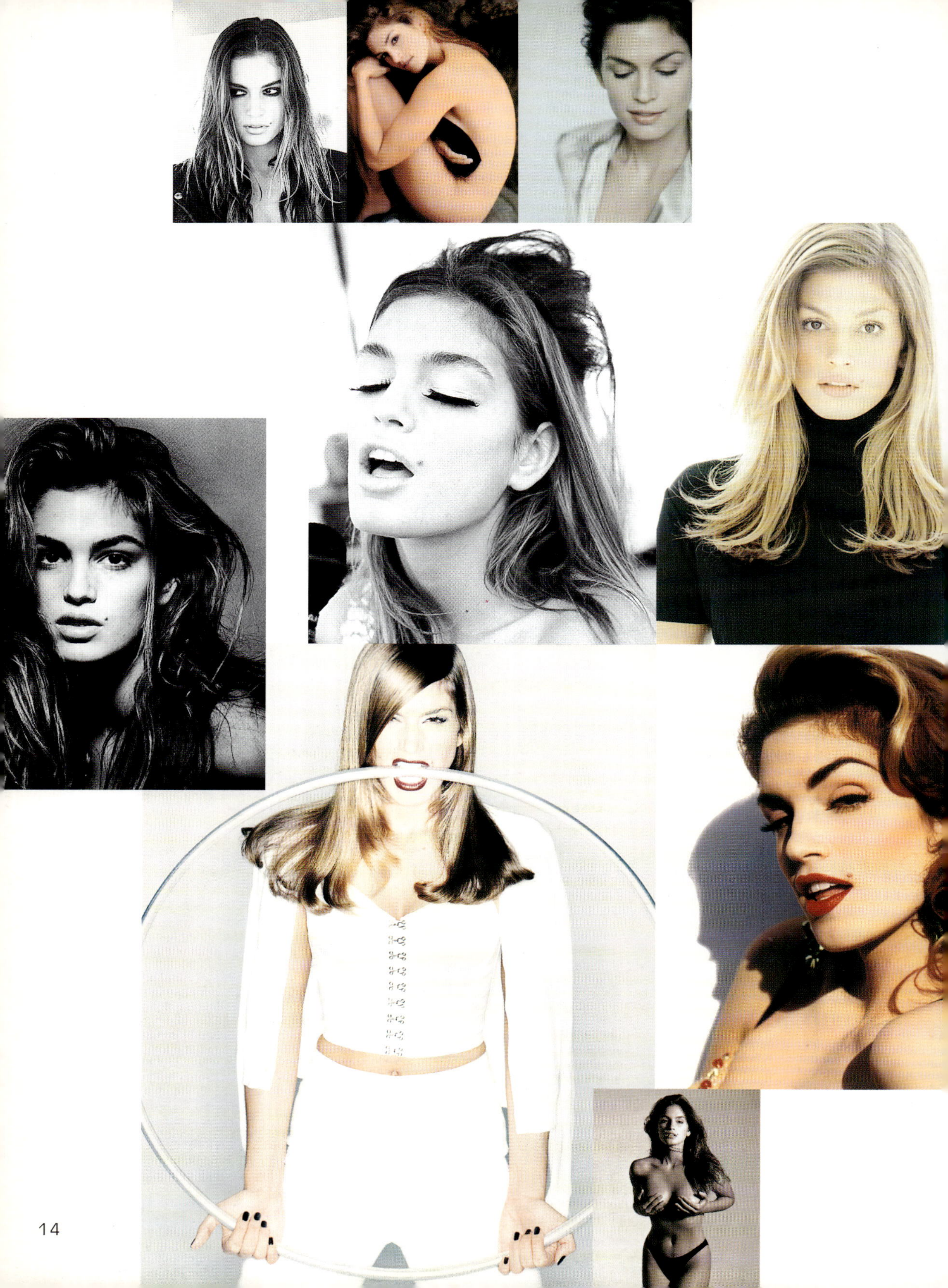

DAS MODEL

ICH BEZEICHNE ES ALS DAS »A UND O« IN UNSEREM BERUF: DAS IMAGE, DAS EINEM ERFOLGREICHEN MODEL IM LAUF DER ZEIT ANHAFTET. ICH WEISS, WIE MICH DIE ÖFFENTLICHKEIT SIEHT. HAARE, GESICHT, KÖRPER – MANCHMAL EIN BISSCHEN LÄSSIG, ABER NIE NACHLÄSSIG. DAS MÄDCHEN VON NEBENAN, DAS BEI NÄHEREM HINSEHEN EINE EROTISCHE AUSSTRAHLUNG BESITZT. ES GIBT VIELE KREATIVE MÖGLICHKEITEN, DIESES IMAGE RÜBERZUBRINGEN, MIT IHM ZU SPIELEN – UND DASS MAN VON HAAR- UND MAKE-UP-KÜNSTLERN SPRICHT, HAT SEINEN GRUND. ZU BEGINN MEINER KARRIERE HATTE ICH AUF DIE FOTOS, DIE VON MIR GEMACHT WURDEN, KEINERLEI EINFLUSS. INZWISCHEN REDE ICH EIN WÖRTCHEN MIT, DENN ICH MÖCHTE KEINE ANGST HABEN MÜSSEN, MICH SELBST PLÖTZLICH NICHT MEHR WIEDERZUERKENNEN. MANCHMAL GEFÄLLT MIR DAS ERGEBNIS DER EXPERIMENTE, EIN ANDERES MAL NICHT. WENN WIR NICHT HIN UND WIEDER ETWAS VÖLLIG NEUES AUSPROBIEREN WÜRDEN, WÄRE DER JOB LANGWEILIG, SOWOHL FÜR MICH ALS AUCH FÜR ALLE ANDEREN BETEILIGTEN. WENN SIE MIR ALSO FALSCHE WIMPERN ANKLEBEN WOLLEN, NUR ZU! THEATRALISCHE, SCHWARZ UMRANDETE AUGEN? BITTE SEHR. PURPURROTER LIPPENSTIFT? WARUM NICHT? IM PRIVATLEBEN WÄRE DAS NICHT MEIN STIL, ABER LAUFSTEG UND SET SIND NICHT DIE REALITÄT. AUCH WENN DAS MAKE-UP GANZ NATÜRLICH WIRKT, WIRD VIEL ZEIT UND ENERGIE IN FRISIEREN, SCHMINKEN UND AUSLEUCHTEN INVESTIERT. DAS WICHTIGSTE IN UNSEREM BERUF IST DIE ILLUSION, DIE MAN DABEI SCHAFFT. EINE PHANTASIEWELT, IN DER DIE MODELS VERSCHIEDENE ROLLEN SPIELEN. DURCH EXTREMES STYLING ZEIGEN DIE MODEMAGAZINE DEN FRAUEN, WIEVIEL SPASS DAS EXPERIMENTIEREN MIT MAKE-UP UND KLEIDUNG MACHEN KANN, GENAUSO WIE IN UNSERER KINDHEIT, ALS WIR UNS MIT WONNE VERKLEIDET HABEN. DOCH BEVOR ICH DAS SET VERLASSE, SCHMINKE ICH MICH FAST IMMER GRÜNDLICH AB UND BINDE MEINE HAARE ZUM PFERDESCHWANZ. DENN HIER ENDET DIE PHANTASIE, UND DAS RICHTIGE LEBEN HAT MICH WIEDER.

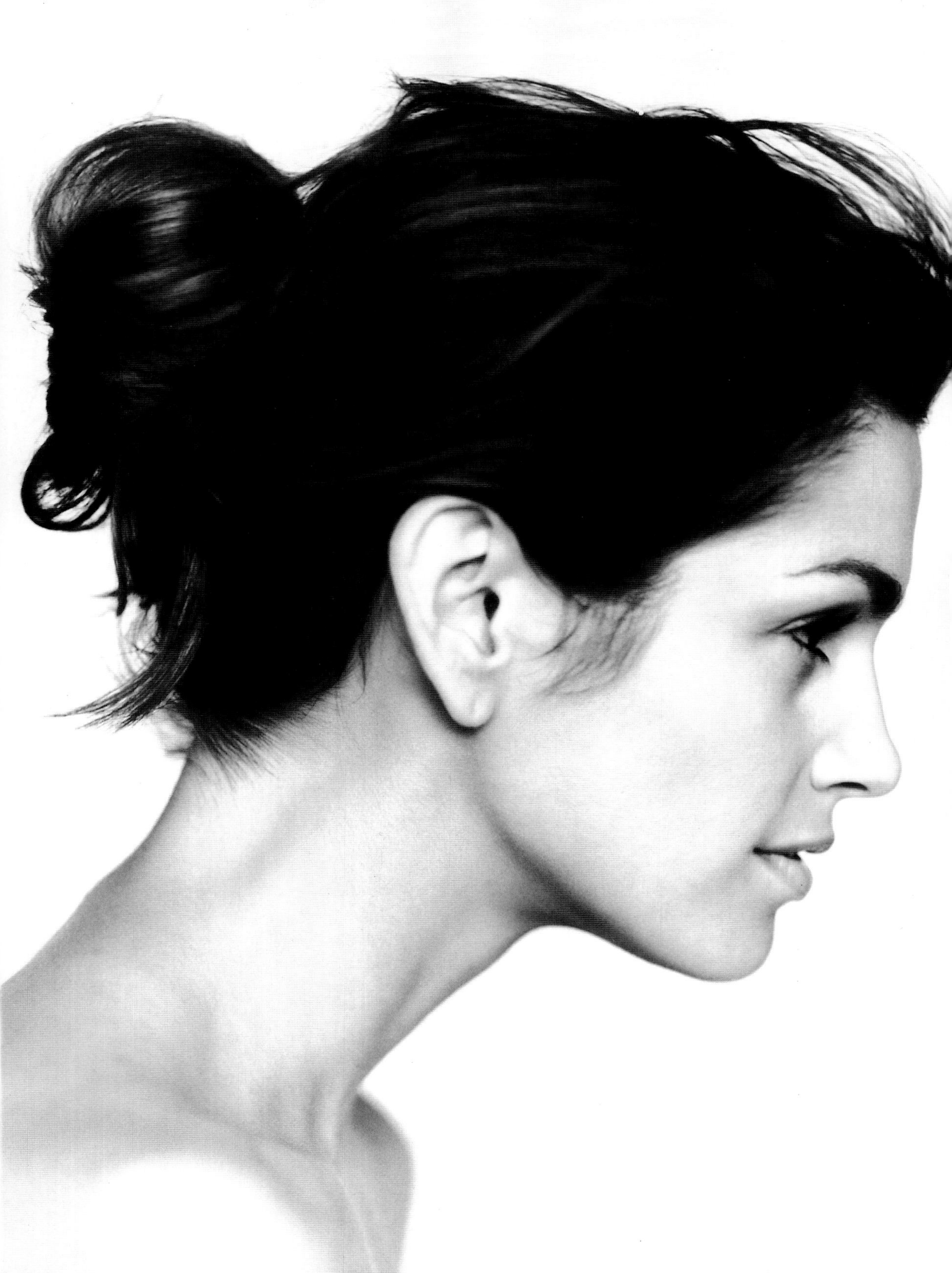

DIE FRAU

BEI ÖFFENTLICHEN AUFTRITTEN WERDE ICH NORMALERWEISE VON PROFIS
GESCHMINKT. IM PRIVATLEBEN DAGEGEN, WENN ICH ZU EINEM TREFFEN GEHE
ODER ZUM ESSEN EINGELADEN BIN, BETÄTIGE ICH MICH SELBST ALS VISAGISTIN.
ICH MÖCHTE ALLERDINGS NICHT ANGEMALT, SONDERN WIE ICH SELBST AUSSEHEN.
ICH BRAUCHE NICHT MEHR ALS FÜNF MINUTEN, UM MICH ZU SCHMINKEN, UND
DAS WAR'S DANN FÜR DEN REST DES TAGES. WIR REDEN, WOHLGEMERKT, ÜBER
EIN MODERNES MAKE-UP FÜR JEDEN TAG – NICHT ÜBER EIN EXTRAVAGANTES,
SONDERN EIN UNKOMPLIZIERTES, DAS MEINE NATÜRLICHEN EIGENSCHAFTEN
VORTEILHAFT UNTERSTREICHT UND MIT DEM ICH MICH WOHL IN MEINER HAUT
FÜHLE. AM LIEBSTEN TRAGE ICH NUR SOVIEL MAKE-UP, DASS MAN DIE SCHWACH-
PUNKTE NICHT MEHR SIEHT, DIE ICH KASCHIEREN MÖCHTE (PICKEL, AUGENRÄNDER,
GEPLATZTE ÄDERCHEN), UND DASS ES DEM GESICHT VIELLEICHT EIN WENIG MEHR
KONTUR GIBT. ICH EMPFINDE ES ALS DAS GRÖSSTE KOMPLIMENT, WENN DIE LEUTE
DENKEN, ICH WÄRE GAR NICHT GESCHMINKT UND WÜRDE MORGENS NACH DEM
AUFWACHEN GENAUSO AUSSEHEN. (DAS HAT SICH BEI MIR EIN- ODER ZWEIMAL
BEZAHLT GEMACHT, ALS ICH BEI EINEM GEMEINSAMEN FRÜHSTÜCK MIT DER
PRESSE INTERVIEWS GEBEN MUSSTE. DIE JOURNALISTEN ÄUSSERTEN, DASS ICH
AUCH UNGESCHMINKT SEHR SCHÖN SEI. ICH LÄCHELTE NUR UND BEDANKTE
MICH FÜR DAS KOMPLIMENT.) DAS SCHLIMMSTE, WAS MAN MIR SAGEN KÖNNTE,
WÄRE, DASS ICH ERSTKLASSIG GESCHMINKT SEI. DAS MAKE-UP SOLL ALSO NUR
DAS NATÜRLICHE AUSSEHEN VERBESSERN, SO DASS MAN GLAUBEN KÖNNTE,
ICH KÄME GERADE AUS DEM URLAUB ODER HÄTTE ACHT STUNDEN GESCHLAFEN.
MEINER MEINUNG NACH GIBT ES KEINE GELEGENHEIT, DIE UNBEDINGT EIN
GROSSES, AUFWENDIGES MAKE-UP **ERFORDERT**. SIE WÜRDEN MICH BEISPIELS-
WEISE NIE MIT GROSSEM MAKE-UP IM FITNESS-STUDIO ANTREFFEN. DOCH
GENAUSO, WIE ES BISWEILEN ANGEMESSEN SEIN KANN, ABENDKLEIDUNG ZU
TRAGEN, GIBT ES AUCH ANLÄSSE, ZU DENEN EIN VOLLENDETES MAKE-UP DAS
TÜPFELCHEN AUF DEM »I« AUSMACHT. VOR ALLEM DANN, WENN ICH ABSOLUT
TOLL AUSSEHEN UND MICH ENTSPRECHEND FÜHLEN MÖCHTE.

»ICH HABE NIE EINE GELEGENHEIT ZUM AUSGEHEN VERPASST, NUR WEIL MEIN GESICHT ODER MEINE HAARE NICHT HERGE-RICHTET WAREN.«

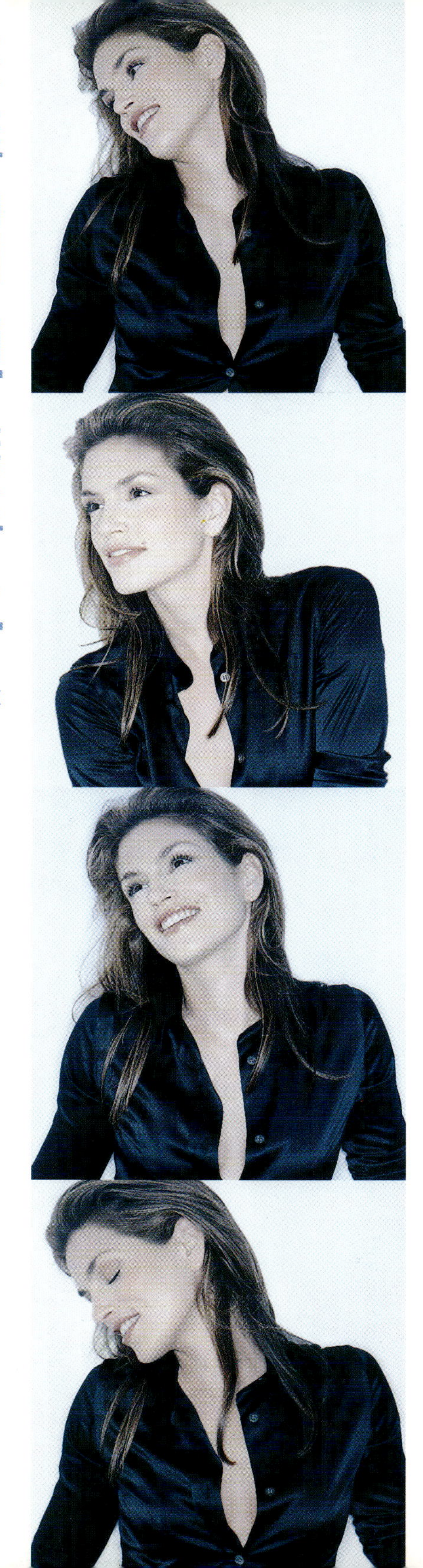

SCHÖNHEIT IST EINE SACHE DER INNEREN EINSTELLUNG

FRÜHER HASSTE ICH MEIN SCHIEFES LÄCHELN UND DAS MUTTERMAL IM GESICHT, DAS MICH MEINER MEINUNG NACH NICHT IM GERINGSTEN VERSCHÖNTE. DIE MEISTEN FRAUEN NEIGEN DAZU, IHR AUGENMERK AUF DIE EIGENSCHAFTEN ZU FIXIEREN, DIE SIE AN SICH SELBST ALS STÖREND EMPFINDEN. WENN ICH EINEN PICKEL ENTDECKE, BIN ICH TODUNGLÜCKLICH. ICH SCHLEICHE MIT GESENKTEM KOPF ZUM FOTOTERMIN, UND BEVOR DIE VISAGISTIN AUCH NUR EIN WORT DARÜBER VERLIERT, ENTSCHULDIGE ICH MICH SCHON TAUSENDMAL FÜR DAS UNGETÜM IN MEINEM GESICHT. OFT KOMMT DANN DIE FRAGE: »WO DENN? DAS BILDEST DU DIR BLOSS EIN!« DER PUNKT IST: WENN MAN DENKT, DASS ANDERE DARAUF STARREN, ERSCHEINT EINEM DER PICKEL VIEL SCHLIMMER UND GRÖSSER, ALS ER WIRKLICH IST. MAN SOLLTE DAHER LERNEN, DEM GESAMTBILD GRÖSSEREN STELLENWERT EIN-ZURÄUMEN UND DIE INNERE EINSTELLUNG ZU SEINEM AUSSEHEN ZU VERÄNDERN.

FÜR JEDE EIGENSCHAFT, DIE SIE STÖRT,

sollten Sie mindestens eine finden, die Ihnen gefällt. Zum Beispiel könnten das dichte, lange Wimpern sein. Oder ein voller, sinnlicher Mund, naturrote Lippen. Sobald Sie gelernt haben, positiv zu denken, werden Sie Ihre eigenen Vorzüge zu schätzen wissen.

BETONEN SIE DIE PLUSPUNKTE

Und zerbrechen Sie sich nicht den Kopf über Schwachstellen. Wenn Ihnen, im Gegensatz zur Form Ihrer Lippen, Ihre Augen gefallen, dann konzentrieren Sie sich einfach auf ein tolles Augen-Make-up, das als Blickfang dient und von Ihrem Mund ablenkt. Dadurch, daß Sie Ihre Schokoladenseiten hervorheben, fallen Ihre Schwachpunkte gar nicht auf.

VERÄNDERN SIE, WAS SIE KÖNNEN, UND AKZEPTIE-REN SIE, WAS SIE NICHT VERÄNDERN KÖNNEN

Wenn Sie ein paar Pfunde zuviel wiegen, sollten Sie Sport treiben und sich gesund ernähren. Sie können auch aufhören, Fingernägel zu kauen. Aber einige Dinge entziehen sich Ihrem Einfluß. Deshalb ist es am besten, sie zu akzeptieren, ohne mit dem Schicksal zu hadern. Nur so sind Sie imstande, Ihr Leben positiv zu bewältigen.

MINUSPUNKTE KÖNNEN PLUSPUNKTE SEIN

Nur weil Ihnen selbst etwas häßlich vorkommt, müssen es nicht alle anderen auch häßlich finden. Lauren Hutton ist mit der Lücke zwischen den Schneidezähnen zu Berühmtheit gelangt, genau wie dichte Augenbrauen Frida Kahlos Markenzeichen geworden sind. Einige Frauen schminken sich einen Leberfleck, weil sie das schön finden. Wenn Ihnen an Ihrem Gesicht etwas nicht gefällt, sollten Sie zumindest die Selbstbewußte spielen, und Sie werden sehen, daß Sie schon bald das glauben, was die anderen an Ihnen schön finden.

1. WENIGER IST MEHR. WENIGER MAKE-UP SIEHT ATTRAKTIVER AUS, UND MIT WENIGER MAKE-UP KÖNNEN SIE SOGAR MEHR KASCHIEREN. SIE SOLLTEN ES IMMER SO SPARSAM WIE MÖGLICH AUFTRAGEN.

2. ES GIBT KEIN »SCHEMA F«. DA JEDES GESICHT EINZIGARTIG IST, SOLLTEN AUCH DIE SCHMINKTECHNIKEN INDIVIDUELL ABGESTIMMT SEIN. SIE MÜSSEN KEINEN BESTIMMTEN ABLAUF EINHALTEN. ES IST BEISPIELSWEISE NICHT IMMER NOTWENDIG, EINE TEINT-GRUNDIERUNG AUFZUTRAGEN, ODER LIPPENSTIFT, WIMPERNTUSCHE ETC. ZU BENUTZEN. SIE MÜSSEN, WENN SIE NICHT WOLLEN, ÜBERHAUPT KEIN MAKE-UP VERWENDEN.

3. MAKE-UP IST KEINE SCHÖNHEITSOPERATION. VERSUCHEN SIE ALSO GAR NICHT ERST, TIEFGREIFENDE KORREKTUREN MITTELS EINER DICKEN SCHICHT SCHMINKE DURCHZUFÜHREN. MAN SIEHT UNWEIGERLICH, DASS SIE ETWAS ZU VERBERGEN HABEN.

4. VERWISCHEN SIE DIE FARBEN. DIESER TIP SOLLTE IHR MANTRA WERDEN. DAS SORGFÄLTIGE VERWISCHEN ODER »AUSBLENDEN«, WIE DIE VISAGISTEN ES NENNEN, IST DAS A UND O EINES NATÜRLICHEN MAKE-UPS. HALTEN SIE NACH VERRÄTERISCHEN RÄNDERN UND ÜBERGÄNGEN AUSSCHAU, UND VERWISCHEN SIE SIE.

EIN **MAKE-UP** SOLLTE NIE LÄNGER ALS **FÜNF MINUTEN** DAUERN! FÜNFZEHN BEI BESONDEREN ANLÄSSEN.

5. MAKE-UP LÄSST SICH MIT WASSER UND SEIFE ENTFERNEN. IM GEGENSATZ ZU EINER HAAR-KOLORATION IST MAKE-UP NICHT DAUERHAFT; ALSO KEINE ANGST VOR EXPERIMENTEN, DENN DAS ERGEBNIS KÖNNTE IHNEN GEFALLEN. PROBIEREN SIE ALLERDINGS NICHTS NEUES AUS, WENN SIE IN EILE SIND UND IN FÜNF MINUTEN AUS DEM HAUS SEIN MÜSSEN. NEHMEN SIE SICH IMMER SOVIEL ZEIT, DASS SIE IHR »KUNSTWERK« BEI NICHTGEFALLEN ZERSTÖREN UND SICH ABSCHMINKEN KÖNNEN.

6. SIE SELBST KENNEN IHR GESICHT AM BESTEN. DAS WIRD IHNEN JEDER MAKE-UP-KÜNSTLER BESTÄTIGEN. SIE WISSEN, WAS IHNEN STEHT UND WAS NICHT ZU IHREM TYP PASST. UND WICHTIGER NOCH: SIE ALLEIN ENTSCHEIDEN, OB SIE SICH WOHL IN IHRER HAUT FÜHLEN. VERGESSEN SIE NICHT: SIE SOLLTEN NATÜRLICH AUSSEHEN UND SICH IM SPIEGEL SELBST WIEDER-ERKENNEN.

7. HÜTEN SIE SICH VOR MODETRENDS, DIE GERADE »IN« SIND. IM LAUF DER ZEIT SIND BESTIMMTE ALTERSBEDINGTE VERÄNDERUNGEN UNAUSWEICHLICH. SIE MÜSSEN VIELLEICHT ÜBERLEGEN, OB KNALLBLAUER LIDSCHATTEN UND SCHWARZLACKIERTE FINGERNÄGEL NOCH ZU IHNEN PASSEN. ODER OB SIE ZU EINEM TEINT-MAKE-UP AUF ÖLBASIS ÜBERGEHEN SOLLTEN, WEIL DIE HAUT MIT DEN JAHREN TROCKENER WIRD. KONTROLLIEREN SIE ALLES, WAS SIE TRAGEN UND WIE SIE ES TRAGEN, KRITISCH IM SPIEGEL.

DIE WIRKUNG DES MAKE-UPS HÄNGT IN HOHEM MASS VON DER BESCHAFFENHEIT DER HAUT AB. DIE REINIGUNG DES GESICHTS IST DIE EINZIGE GRUNDLEGENDE VORAUSSETZUNG, DICHT GEFOLGT VON DER FEUCHTIGKEITSPFLEGE. DENNOCH BLEIBT IHNEN AUCH HIER SPIELRAUM. OB ICH EINE FEUCHTIGKEITSCREME BENUTZE, HÄNGT VON MEHREREN DINGEN AB: ZUM BEISPIEL VON DER JAHRESZEIT UND DAVON, OB ICH EINE ÖLHALTIGE FOUNDATION VERWENDE (DANN NEIN), OB ICH EINEN KORREKTURSTIFT ODER KORREKTURCREME BENUTZE (DANN JA, DAMIT DIE HAUT GESCHMEIDIGER IST), ODER OB ICH IM FLUGZEUG GESESSEN HABE (DANN IMMER, DENN DIE HAUT TROCKNET DORT SCHNELL AUS).

ERNIE BENSON, MEIN VISAGIST IN LOS ANGELES, IST DER MEINUNG, DASS ES IN PUNCTO FEUCHTIGKEITSPFLEGE KEINE EISERNE REGEL GIBT. SEINER ANSICHT NACH MÜSSEN VIELE FRAUEN SIE ZUMINDEST NICHT IMMER AUFTRAGEN (BEISPIELSWEISE NUR IM WINTER). UM HERAUSZUFINDEN, OB UND WIEVIEL ZUSÄTZLICHE FEUCHTIGKEIT SIE UNTER DEM MAKE-UP BRAUCHEN, SOLLTEN SIE NACH DER GESICHTSREINIGUNG DREISSIG MINUTEN WARTEN (AN EINEM TAG, AN DEM SIE DIE NÖTIGE ZEIT HABEN), DAMIT IHRE HAUT AUF NATÜRLICHE WEISE RÜCKFETTEN KANN. WENN SICH DIE HAUT DANACH NOCH TROCKEN ANFÜHLT UND SPANNT, SOLLTEN SIE FEUCHTIGKEITSCREME AUFTRAGEN. IST SIE DAGEGEN WEICH UND GESCHMEIDIG, MÜSSEN SIE, LAUT ERNIE, KEINE FEUCHTIGKEITSCREME VERWENDEN, DA DAS MAKE-UP SONST SEHR SCHNELL VERLÄUFT. SIE SOLLTEN ALSO IHRE HAUT ANALYSIEREN UND IHR GENAU DAS GEBEN, WAS SIE BRAUCHT – NICHT MEHR UND NICHT WENIGER.

REINIGEN
PFLEGEN

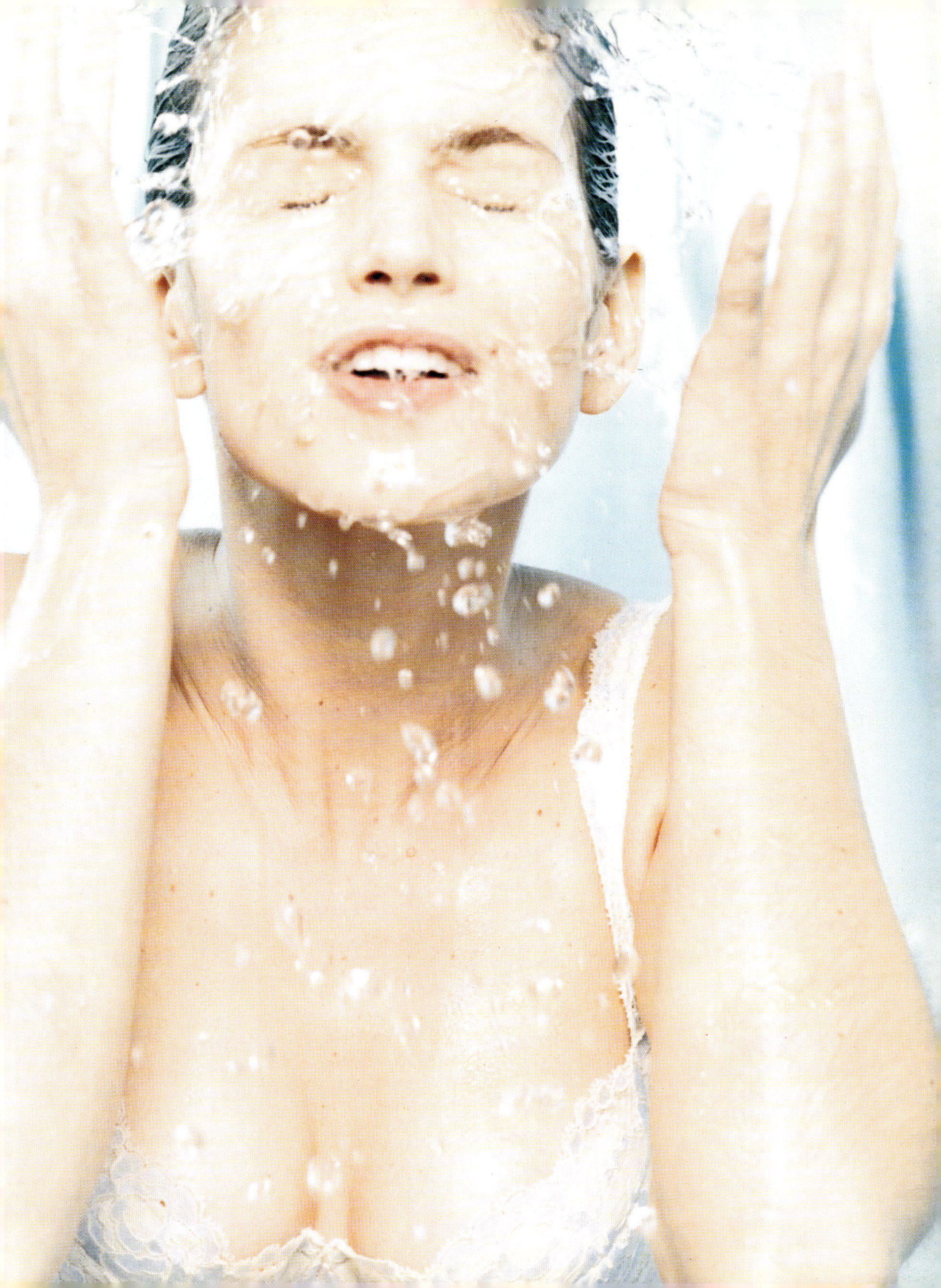

DAS GESICHT »WAHREN«

ES IST GANZ EINFACH

JE BESSER SIE FÜR IHR KÖRPERLICHES UND SEELISCHES WOHLBEFINDEN SORGEN, DESTO BESSER IST IHRE HAUT UND DESTO WENIGER MÄNGEL MÜSSEN SIE KASCHIEREN. DREI DINGE SIND WICHTIG FÜR DEN ZUSTAND DER HAUT. ERSTENS: IHRE ERBANLAGEN. ZWEITENS: INTERNE FAKTOREN (AUSREICHEND SCHLAF, WASSER UND GESUNDE ERNÄHRUNG). UND DRITTENS: EXTERNE FAKTOREN (SCHUTZ, FEUCHTIGKEIT, REINIGUNG). DIE ERBANLAGEN ENTZIEHEN SICH IHREM EINFLUSS, ABER ALLES ANDERE HABEN SIE SELBST IN DER HAND.

SCHLAF

Falls Sie bezweifeln sollten, daß Schlaf Auswirkungen auf die Haut hat, dann versuchen Sie einmal, ohne Schlaf auszukommen. Augenringe und Tränensäcke sind nur der Anfang.

WASSER

Wasser gehört zu den besten Freunden der Haut. Zum Trinken (acht Gläser am Tag – mindestens), Waschen (zweimal am Tag) und Hydrieren (nach Bedarf).

SONNENSCHUTZ

Falten. Sonnenbrand. Pigmentflecken. Hautkrebs. Muß ich noch mehr sagen? Schützen Sie Ihr Gesicht. Tragen Sie einen Hut. Probieren Sie eine der neuen Teint-Grundierungen oder Feuchtigkeitscremes mit UVA/UVB-Filter aus. Selbst eine normale Foundation stellt eine Barriere gegen schädliche Strahlen dar.

NICHT RAUCHEN

Abgesehen davon, daß Sie Ihren Lungen schaden, stinken Zigaretten und beschleunigen die Faltenbildung, vor allem um den Mund. Mehr muß man dazu wohl nicht sagen.

ABSCHMINKEN

Wenn das Make-up über Nacht auf dem Gesicht bleibt, verstopft es die Poren. So einfach ist das, und so schädlich. Abgesehen davon sieht Make-up auf dem Kopfkissen nicht besonders appetitlich aus.

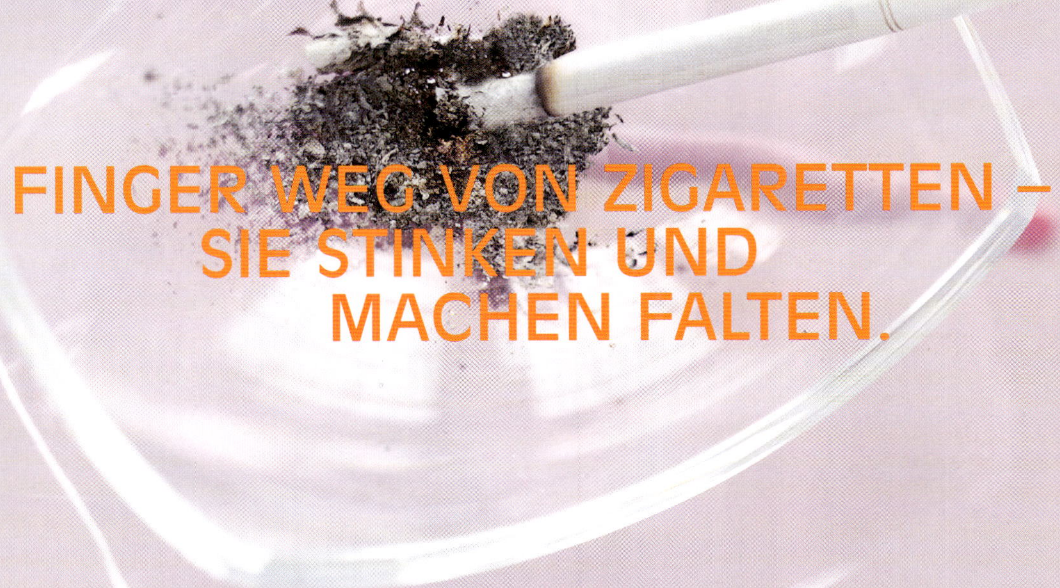
FINGER WEG VON ZIGARETTEN –
SIE STINKEN UND
MACHEN FALTEN.

VIEL SCHLAF UND WASSER SIND DAS A UND O EINER TOLLEN HAUT.

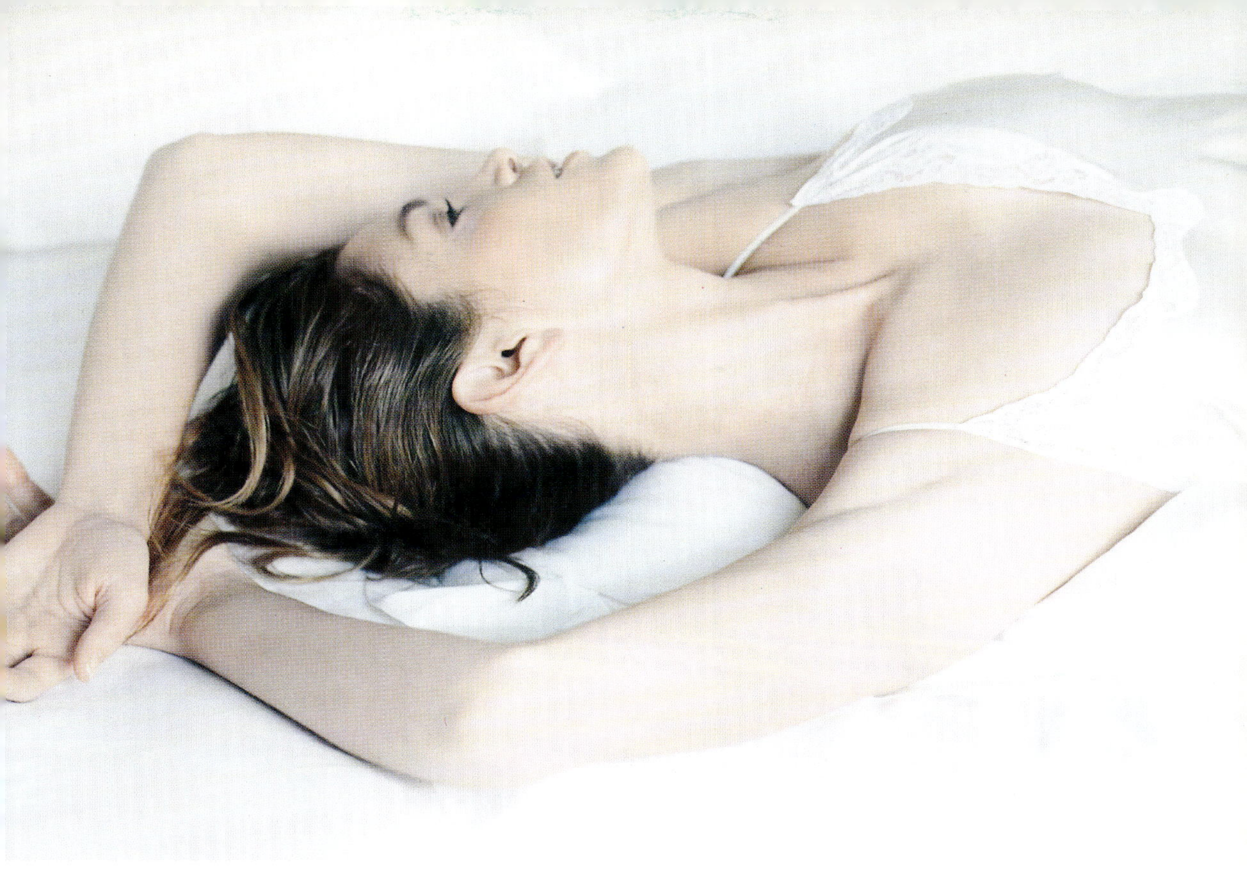

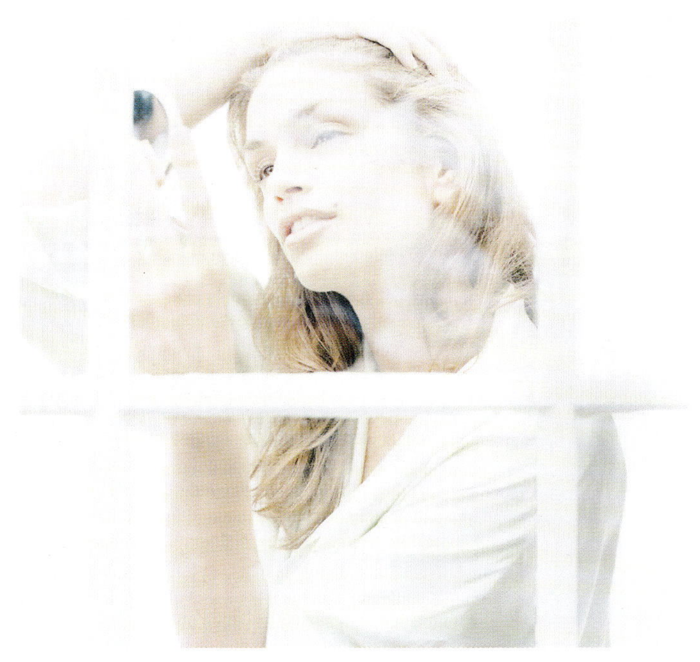

FANGEN SIE MIT DER BASIS AN.

Ihre Haut sollte sich in einem Topzustand befinden. Vier grundlegende Faktoren tragen dazu bei: Reinigung, Peeling, Gesichtswasser, Feuchtigkeit. Sie sind (abgesehen von der Gesichtsreinigung) nicht für alle Hauttypen erforderlich. Versuchen Sie durch Experimentieren herauszufinden, welche Pflege für Sie persönlich die beste ist.

LERNEN SIE IHRE HAUT KENNEN.

Wenn Sie eine Feuchtigkeitspflege benutzen, sollten Sie sie sparsam auftragen, damit das Make-up nicht verschmiert. Überschüssige Creme können Sie mit einem Kosmetiktuch abtupfen. Bei Pickeln sollten Sie einen entzündunghemmenden und austrocknenden transparenten Pickelstift auftragen.

ACHTEN SIE AUF PROBLEMBEREICHE.

Unter den Augen und im Nasenbereich kann die Haut trockener sein, auch wenn der Rest des Gesichts geschmeidig wirkt. Sie sollten sich außerdem angewöhnen, farblosen Lippenbalsam zu verwenden: Er hält die Lippen weich und bietet dem Lippenstift eine gute Grundlage.

SCHAUEN SIE SICH IN DIE AUGEN.

Falls Sie Augentropfen brauchen, sollten Sie diese vor dem Schminken verwenden; auch wenn Ihre Augen nur ganz leicht gerötet sind, können Sie sie vorbeugend benutzen. Wenn Sie die Tropfen erst später einträufeln, besteht die Gefahr, daß Ihr Make-up verschmiert. (Aus diesem Grund setze ich meine Kontaktlinsen ein, bevor ich mit dem Schminken beginne.)

SCHMINKEN SIE SICH BEI NATÜRLICHEM LICHT.

Ideal ist es, sich am Fenster zu schminken. Wenn Sie, wie die meisten Frauen, Ihr Make-up im Badezimmer auftragen, sollten Sie Ihr Gesicht zum Schluß noch einmal bei Tageslicht kontrollieren. Wenn es sich um ein Abend-Make-up handelt, wählen Sie eine künstliche Beleuchtung, ähnlich der, die später herrschen wird.

BETRACHTEN SIE DAS GESAMTBILD.

Bis zu einem gewissen Grad sollte Ihr Make-up der Kleidung und dem Anlaß entsprechen. Wenn Sie mit Jeans, Turnschuhen und Pferdeschwanz unterwegs sind, müssen Sie nicht unbedingt im gleichen Stil geschminkt sein, als würden Sie im maßgeschneiderten Kostüm und mit eleganten Pumps ausgehen. Stimmen Sie Ihr Make-up auf die Gelegenheit ab.

UTENSILIEN

ROUGE
WATTE
PUDER
PINZETTE
SCHERE
PINSEL
SPIEGEL
SPITZER
QUASTE
ZANGE

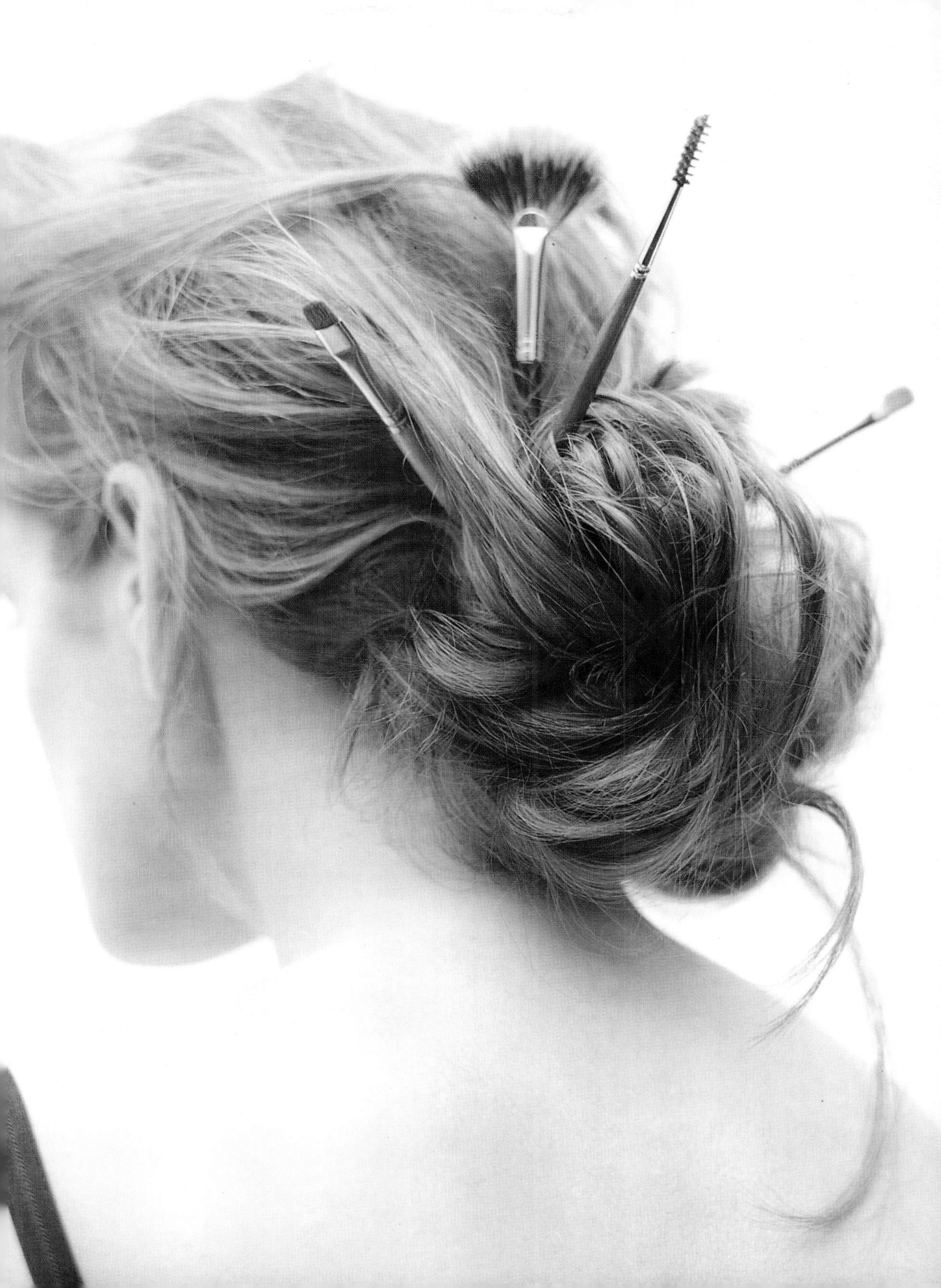

DAS RICHTIGE ZUBEHÖR IST WICHTIG.

Es gibt viele Utensilien, die Ihnen jede Schminktechnik erleichtern. Halten Sie nach solchen Ausschau, die bequem in der Hand liegen, die nötige Kontrolle gewährleisten und an denen das entsprechende Produkt gut haftet. Das beste Handwerkszeug besitzen Sie schon – Ihre sauberen Fingerspitzen (falls Sie nicht blitzsauber sind, ist waschen angesagt!). Mit ihnen können Sie die Farben hervorragend verwischen und in alle Winkel gelangen, beispielsweise rund um die Nase. In der Regel benutzen Sie den Ringfinger, weil er von Haus aus schwächer ist und weniger Druck ausübt als Mittel- oder Zeigefinger. Statt der Finger können Sie auch Pinsel benutzen. Sie brauchen unbedingt mehrere, weil sie eine bestimmte Form und Beschaffenheit haben sollten, um ihre spezielle Aufgabe optimal zu erfüllen. Kosmetikschwämmchen und Puderquasten eignen sich ebenfalls gut zum Verwischen und lassen sich nach gründlichem Auswaschen wiederverwenden. Wattestäbchen und Wattebäusche (Pads) sind preiswert und hygienisch. Abgesehen davon, daß Sie damit das Gesicht reinigen und Patzer wegwischen können, leisten sie auch in Notfällen gute Dienst, wenn Ihnen kein Pinsel zur Verfügung steht. Und nicht zu vergessen die Pflegeutensilien wie Pinzette, Pinsel, Wimpern-/Augenbrauenkamm, Wimpernzange und Haarklammern. Sie sorgen dafür, daß Sie Ihr Gesicht mit seinen natürlichen Vorzügen »wahren«, mit oder ohne Make-up. Und da wir gerade von »wahren« sprechen: »Be-wahren« Sie Ihr Handwerkszeug gut zugänglich auf. Und vergessen Sie nicht, alles wieder an seinen Platz zurückzustellen – für das nächste Mal.

SAUBERHALTEN

MIT VERKLEBTEN UTENSILIEN ERZIELEN SIE KEIN GUTES ERGEBNIS, GANZ GLEICH, OB ES SICH DABEI UM PINSEL, SCHWAMM, PUDERQUASTE ODER WIMPERNZANGE HANDELT. ABGESEHEN VON DER HYGIENE BEEINTRÄCHTIGT UNSAUBERES WERKZEUG TEXTUR UND FARBE DES MAKE-UPS. SÄUBERN SIE IHRE UTENSILIEN AUCH DANN REGELMÄSSIG, WENN SIE IMMER WIEDER DIESELBEN FARBEN BENUTZEN. SOLLTE ES SICH NICHT MEHR REINIGEN LASSEN, IST ES AN DER ZEIT, FÜR ERSATZ ZU SORGEN.

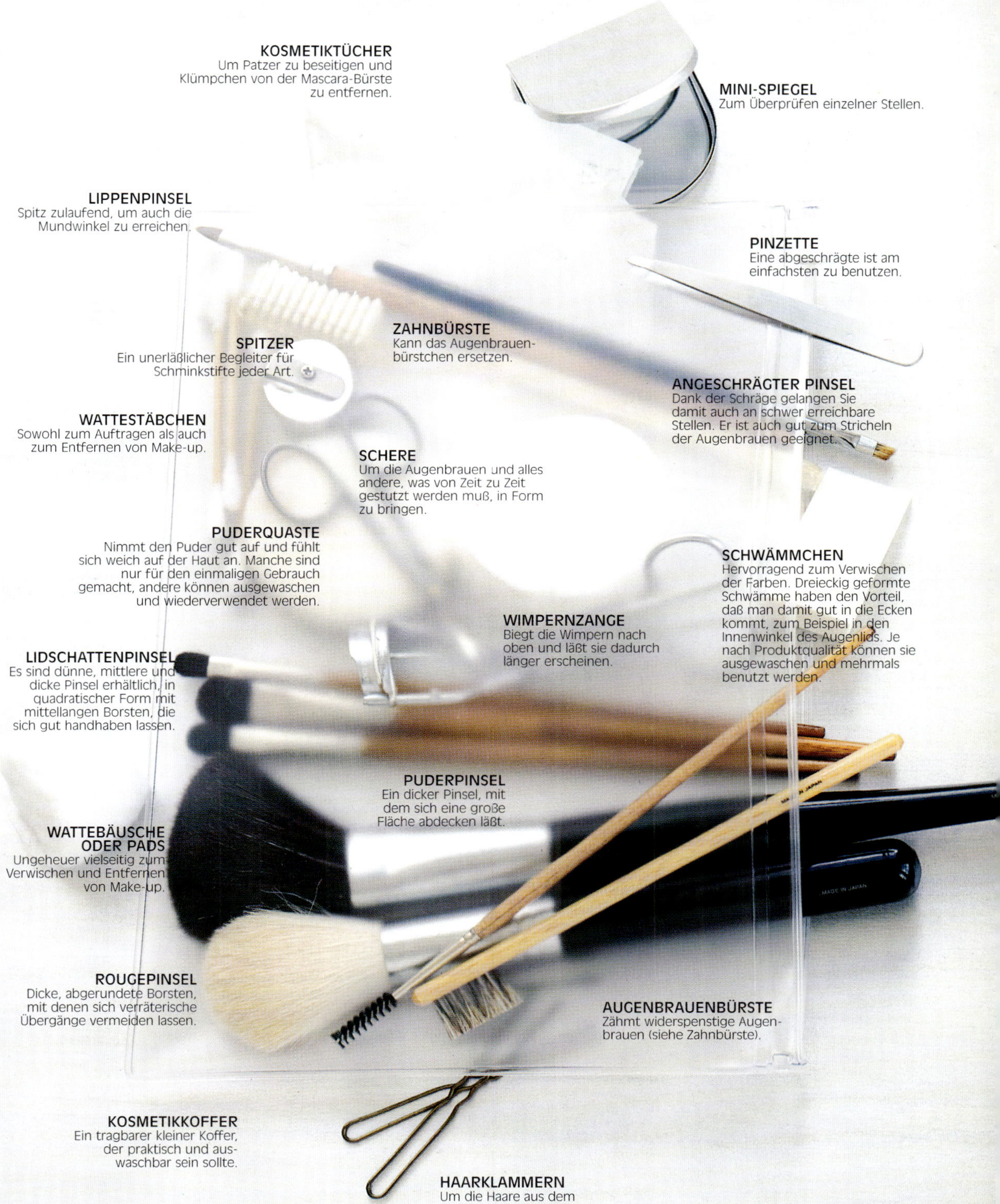

KOSMETIKTÜCHER
Um Patzer zu beseitigen und
Klümpchen von der Mascara-Bürste
zu entfernen.

MINI-SPIEGEL
Zum Überprüfen einzelner Stellen.

LIPPENPINSEL
Spitz zulaufend, um auch die
Mundwinkel zu erreichen.

PINZETTE
Eine abgeschrägte ist am
einfachsten zu benutzen.

SPITZER
Ein unerläßlicher Begleiter für
Schminkstifte jeder Art.

ZAHNBÜRSTE
Kann das Augenbrauen-
bürstchen ersetzen.

ANGESCHRÄGTER PINSEL
Dank der Schräge gelangen Sie
damit auch an schwer erreichbare
Stellen. Er ist auch gut zum Stricheln
der Augenbrauen geeignet.

WATTESTÄBCHEN
Sowohl zum Auftragen als auch
zum Entfernen von Make-up.

SCHERE
Um die Augenbrauen und alles
andere, was von Zeit zu Zeit
gestutzt werden muß, in Form
zu bringen.

PUDERQUASTE
Nimmt den Puder gut auf und fühlt
sich weich auf der Haut an. Manche sind
nur für den einmaligen Gebrauch
gemacht, andere können ausgewaschen
und wiederverwendet werden.

SCHWÄMMCHEN
Hervorragend zum Verwischen
der Farben. Dreieckig geformte
Schwämme haben den Vorteil,
daß man damit gut in die Ecken
kommt, zum Beispiel in den
Innenwinkel des Augenlids. Je
nach Produktqualität können sie
ausgewaschen und mehrmals
benutzt werden.

LIDSCHATTENPINSEL
Es sind dünne, mittlere und
dicke Pinsel erhältlich, in
quadratischer Form mit
mittellangen Borsten, die
sich gut handhaben lassen.

WIMPERNZANGE
Biegt die Wimpern nach
oben und läßt sie dadurch
länger erscheinen.

PUDERPINSEL
Ein dicker Pinsel, mit
dem sich eine große
Fläche abdecken läßt.

WATTEBÄUSCHE
ODER PADS
Ungeheuer vielseitig zum
Verwischen und Entfernen
von Make-up.

ROUGEPINSEL
Dicke, abgerundete Borsten,
mit denen sich verräterische
Übergänge vermeiden lassen.

AUGENBRAUENBÜRSTE
Zähmt widerspenstige Augenbrauen (siehe Zahnbürste).

KOSMETIKKOFFER
Ein tragbarer kleiner Koffer,
der praktisch und aus-
waschbar sein sollte.

HAARKLAMMERN
Um die Haare aus dem
Gesicht zu halten, während
Sie Make-up auftragen.

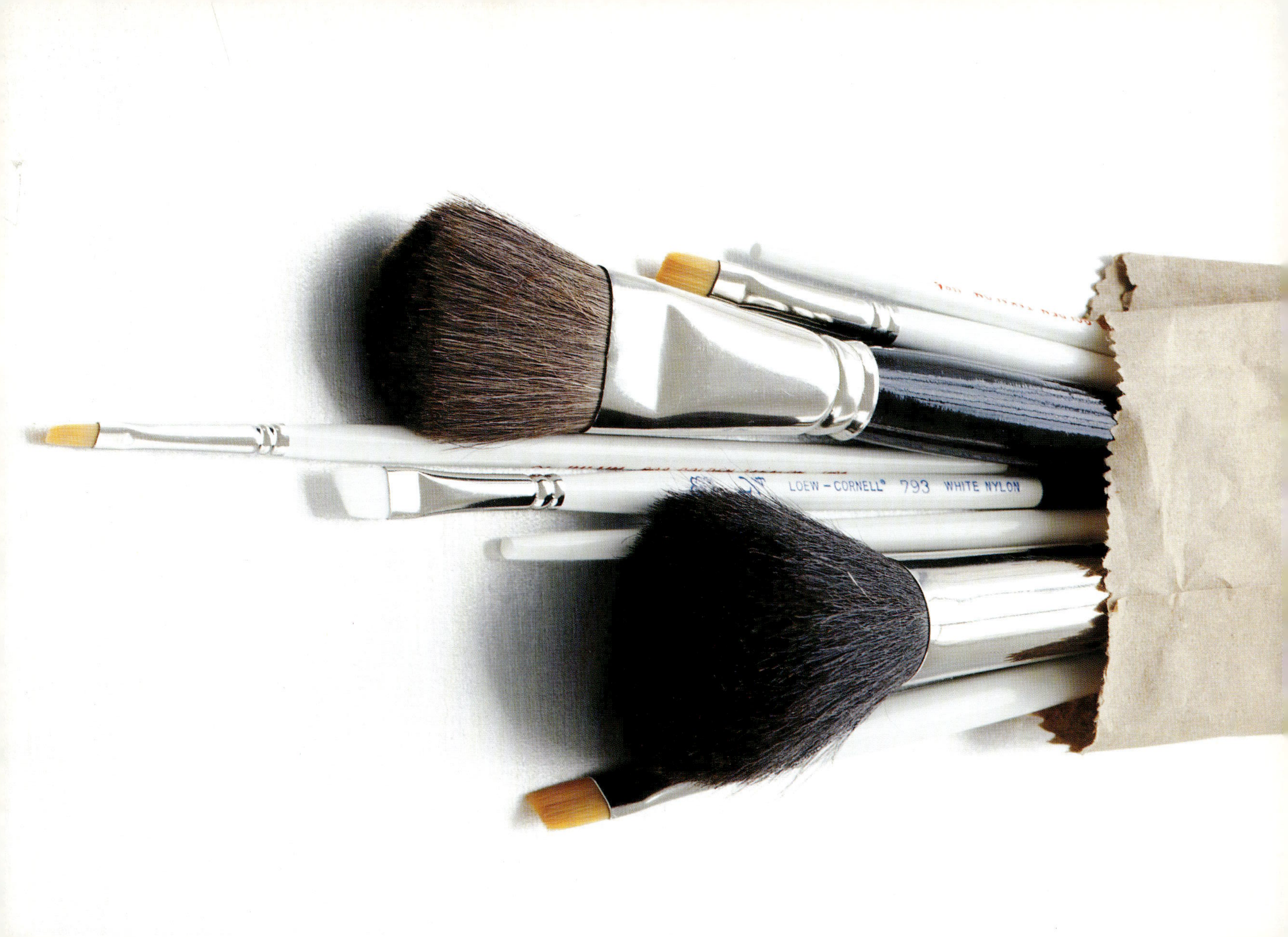
LOEW – CORNELL® 793 WHITE NYLON

BEI ENTSPRECHENDER PFLEGE

halten gute Pinsel sehr lange. (Sie werden sie wahrscheinlich verlieren, bevor sie sich abgenutzt haben). Naturborsten sind geschmeidiger, und Puder haftet besser. Waschen Sie die Pinsel mindestens einmal im Monat mit einem milden Shampoo aus, wobei Sie die Borsten vorsichtig in eine Richtung streichen. Danach gut ausspülen und zum Trocknen flach hinlegen. Nur wenn nötig die Kante und abstehende Borsten zurechtstutzen; sie wachsen nicht nach.

GEHEIM-TIP
DIE BESTEN PINSEL FINDET MAN IN GESCHÄFTEN FÜR KÜNSTLERBEDARF, WO SIE IN ALLEN FORMEN UND GRÖSSEN ANGEBOTEN WERDEN. SIE SIND NORMALERWEISE WESENTLICH BILLIGER ALS KOSMETIKPINSEL. ACHTEN SIE BEIM KAUF AUF DIESELBEN MERKMALE WIE BEI EINEM SCHMINKPINSEL.

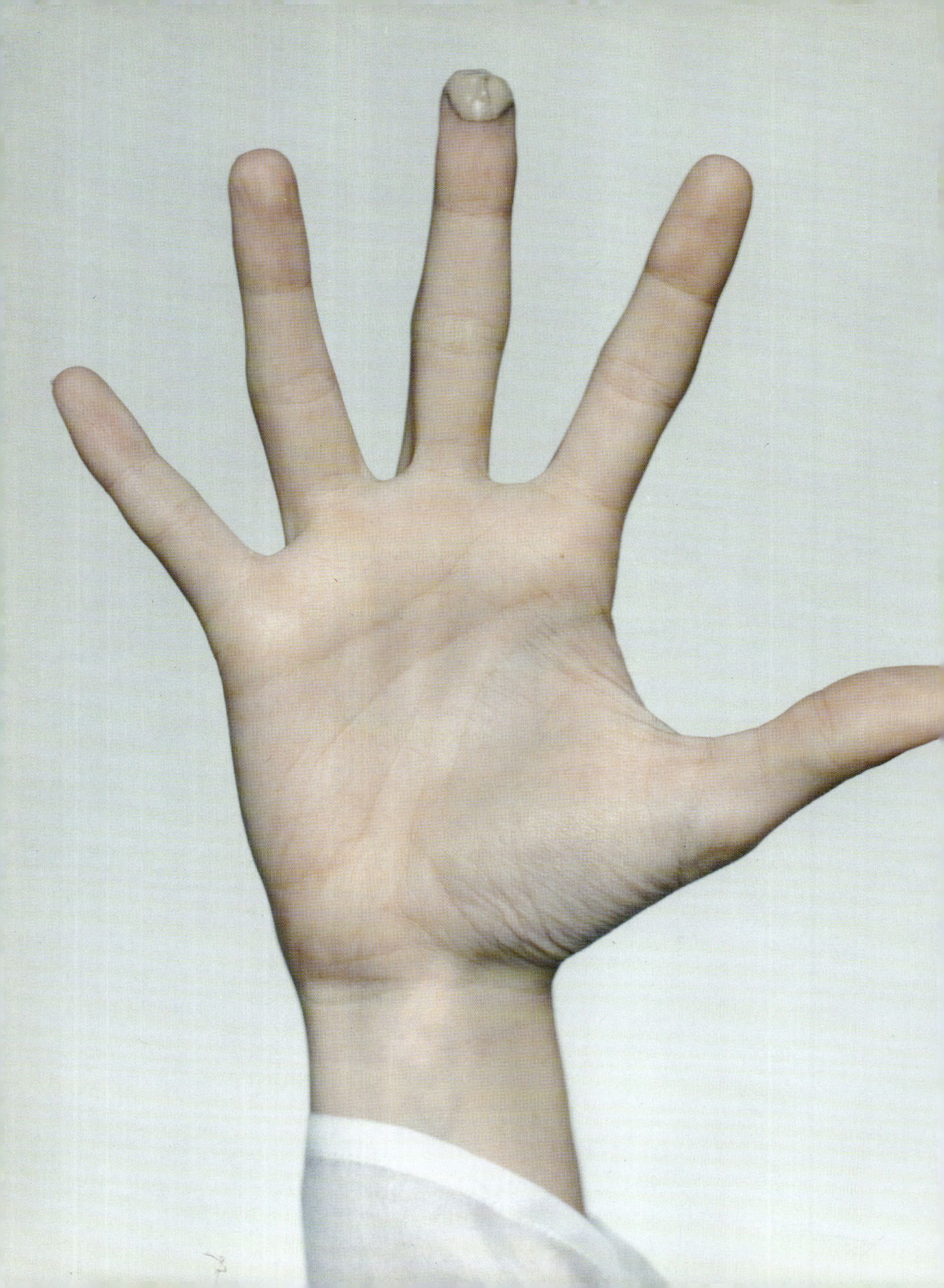

FÜR MICH HAT MAKE-UP VOR ALLEM MIT DEM ZUSTAND DER HAUT ZU TUN. ICH MÖCHTE, DASS MEINE HAUT PERFEKT WIRKT UND NIEMAND MERKT, DASS ICH DER NATUR AUF DIE SPRÜNGE GEHOLFEN HABE. ZUERST TRAGE ICH EINE TEINT-GRUNDIERUNG AUF, AUCH TEINT-MAKE-UP ODER FOUNDATION GENANNT, UND FALLS ICH HAUTUNREINHEITEN KASCHIEREN MUSS, FOLGT DANACH DER CONCEALER (KORREKTURSTIFT / KORREKTURCREME, ABDECKSTIFT). SONIA HINGEGEN TRÄGT ZUERST CONCEALER AUF, WAS WIEDER EINMAL BEWEIST, DASS ES BEIM MAKE-UP KEINE FESTEN REGELN GIBT. MANCHMAL VERWENDE ICH NUR DAS EINE ODER DAS ANDERE. WENN ICH BEISPIELSWEISE NICHTS ZU KASCHIEREN HABE, NEHME ICH NUR EINE TRANSPARENTE TEINT-GRUNDIERUNG, DAMIT DAS ROUGE BESSER HAFTET. GEHEN SIE SPARSAM MIT DEM TEINT-MAKE-UP UM. ZUVIEL WIRKT UNNATÜRLICH, WIE EINE MASKE. (ICH HABE SCHON MIT VISAGISTEN ZUSAMMENGEARBEITET, DIE MEIN GESICHT BEINAHE UNKENNTLICH GEMACHT HABEN, SO DASS ICH MIR SELBST UNHEIMLICH WAR!) AUCH BEI EINEM TRANSPARENTEN TEINT-MAKE-UP IST EIN BISSCHEN FARBE UNERLÄSSLICH – GANZ GLEICH, OB SIE ROUGE AUFTRAGEN ODER SICH EINFACH EIN PAARMAL IN DIE WANGEN KNEIFEN.

WAS ES GIBT, UND WAS SIE DAMIT MACHEN KÖNNEN.

Foundation oder Teint-Make-up ist der individuellste Teil des Make-ups. Sie können zum Beispiel selten das Teint-Make-up Ihrer Freundin benutzen. Teint, Hauttyp und individuelle Bedürfnisse der Haut sollten die Wahl des Produkts bestimmen, und alle drei Faktoren können sich im Laufe der Zeit ändern. Im Winter hat die Haut beispielsweise oft einen anderen Farbton als im Sommer. Und normale Haut kann zeitweilig zu Unreinheiten neigen und eine andere Pflege als sonst erfordern. Überprüfen Sie von Zeit zu Zeit Ihre spezifischen Bedürfnisse. Im allgemeinen ist bei fettiger Haut, die zu Akne neigt, eine wasserbasierte Teint-Grundierung zu empfehlen (die allerdings nicht die Poren verstopfen darf), während trockene Haut von der Feuchtigkeit in ölbasierten Präparaten profitiert. Für alle Hauttypen ist eine Grundierung mit Lichtschutzfaktor (LF) empfehlenswert. Wenn Sie sich regelmäßig im Freien aufhalten, sollten Sie das ganze Jahr über eine Grundierung mit Lichtschutzfaktor benutzen.

FOUNDATION GIBT ES IN VIER FORMEN.

(Siehe gegenüberliegende Seite.) Es gibt matte oder schimmernde Foundations. Wenn Sie eine der beiden Formen bevorzugen, können Sie das Teint-Make-up mit Puder (wenn es zu stark glänzt) oder mit Wasser und Feuchtigkeitscreme korrigieren (wenn es zu stumpf ist). Mehr über das Abpudern und den letzten Schliff finden Sie im Abschnitt über den Puder.

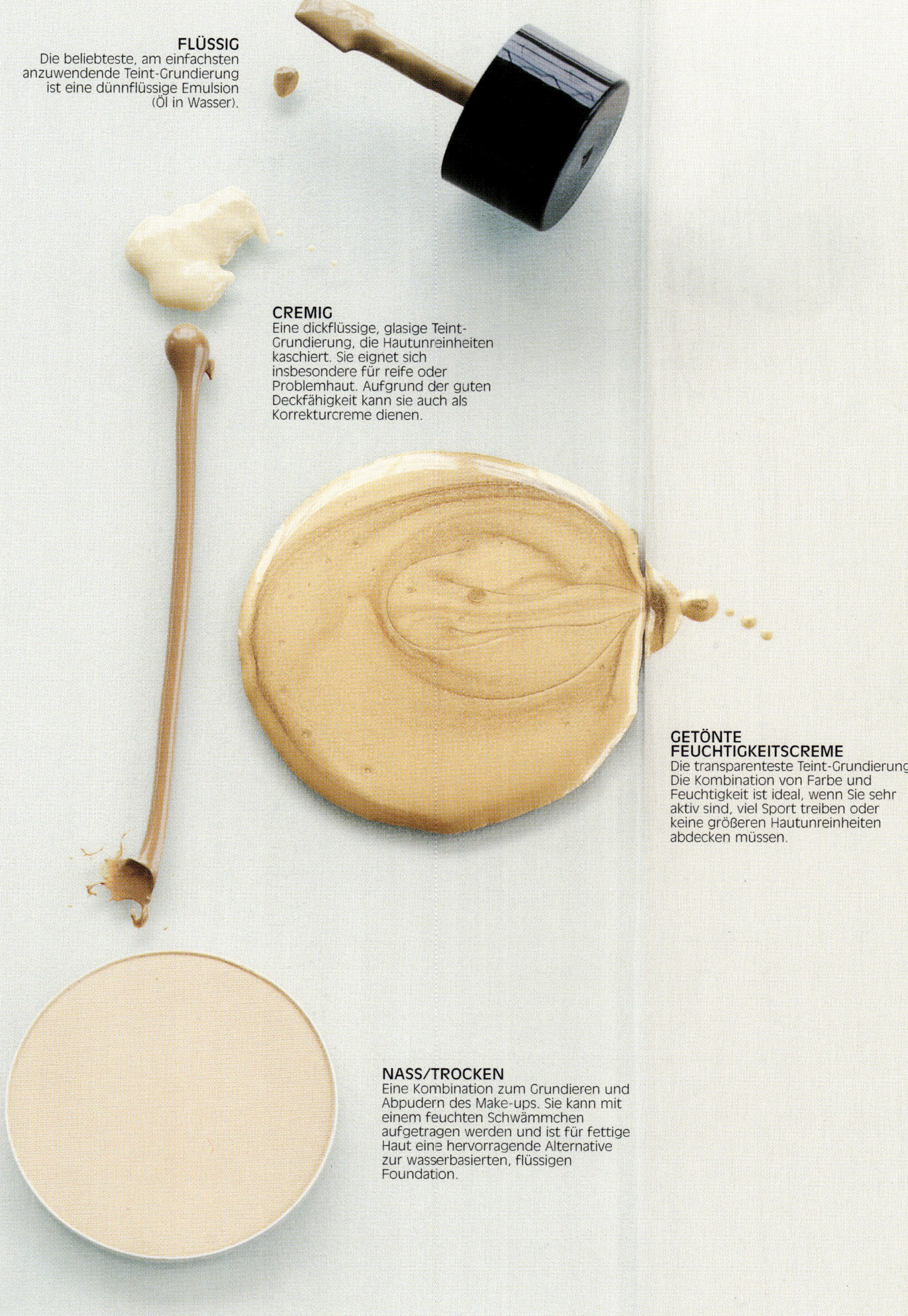

FLÜSSIG
Die beliebteste, am einfachsten anzuwendende Teint-Grundierung ist eine dünnflüssige Emulsion (Öl in Wasser).

CREMIG
Eine dickflüssige, glasige Teint-Grundierung, die Hautunreinheiten kaschiert. Sie eignet sich insbesondere für reife oder Problemhaut. Aufgrund der guten Deckfähigkeit kann sie auch als Korrekturcreme dienen.

GETÖNTE FEUCHTIGKEITSCREME
Die transparenteste Teint-Grundierung. Die Kombination von Farbe und Feuchtigkeit ist ideal, wenn Sie sehr aktiv sind, viel Sport treiben oder keine größeren Hautunreinheiten abdecken müssen.

NASS/TROCKEN
Eine Kombination zum Grundieren und Abpudern des Make-ups. Sie kann mit einem feuchten Schwämmchen aufgetragen werden und ist für fettige Haut eine hervorragende Alternative zur wasserbasierten, flüssigen Foundation.

FARBWAHL

Die Farbe sollte möglichst genau auf den natürlichen Hautton abgestimmt sein. Wie erkennen Sie, ob Sie die richtige Schattierung gewählt haben? Sobald die Farbe verwischt ist, sollte sie nahtlos mit der Haut verschmelzen. (Das Produkt immer im Gesicht ausprobieren, nicht nur auf der Hand.) Am besten überprüfen Sie das Ergebnis noch einmal draußen bei Tageslicht, nachdem Sie die Teint-Grundierung im Laden getestet haben. Bei natürlichem Licht erkennen Sie auf Anhieb, ob der Farbton stimmt. Wenn Sie nicht sicher sind, wählen Sie die wärmere oder leicht dunklere Nuance, denn ein zu heller Ton kann die Haut kalkig erscheinen lassen. Wenn Gesicht und Hals eine unterschiedliche Tönung haben (was oft bei Frauen vorkommt, die im Gesicht einen Sonnenschutz auftragen und den Hals vergessen), gleichen Sie das mit einem etwas wärmeren Farbton aus, den Sie im Gesicht auftragen.

FARBTIP

Wählen Sie eine gelbliche Teint-Grundierung. Selbst wenn Ihr natürlicher Hautton eher rosig ist, hilft Gelb, ihn zu neutralisieren. Denken Sie daran: Nicht das Teint-Make-up, sondern Rouge und Lippenstift sollten Farbakzente setzen.

VORRAT FÜR DEN SOMMER

Das nächste Mal, wenn Sie von der Sonne gebräunt sind, sollten Sie eine neue Teint-Grundierung kaufen. Das gleiche gilt für die Korrekturcreme oder den Korrekturstift. Für Sonnenanbeterinnen empfiehlt es sich, mindestens zwei Nuancen vorrätig zu haben, da selbst die bestgeschützte Haut in der Sonne eine leichte Tönung annimmt.

WENN SIE
DAS MAKE-UP
AUF DEM
GESICHT
NICHT SEHEN,
STIMMT DER
FARBTON.

AUFTRAGEN

– Tragen Sie die Teint-Grundierung entweder mit den Fingerspitzen oder mit einem Schwämmchen hauchdünn auf, und zwar nur dort, wo es erforderlich ist.

– Ein feuchter Schwamm gleitet besser über die Haut und verdünnt die Foundation.

– Um das Teint-Make-up noch stärker zu verdünnen, können Sie es vor dem Auftragen auf der Handfläche mit einem Klecks Feuchtigkeitscreme vermischen.

– Wenn Sie zuviel Foundation aufgetragen haben, wischen Sie den Überschuß mit den Fingerspitzen oder einem Schwämmchen weg.

– Hautrötungen können mit einer zusätzlichen Foundation-Schicht abgedeckt werden, die nur auf den Problembereich aufgetragen wird.

– Falls Sie einen Korrekturstift benutzen, sollten Sie transparente Teint-Grundierung darüber auftragen und verreiben, damit die Farbtöne ineinander übergehen.

– Wenn Sie die Foundation im ganzen Gesicht auftragen, sollten Sie diese an Wangen und Haaransatz gut verwischen, um Ränder zu vermeiden.

– Sie können die Teint-Grundierung auch auf die Augenlider auftragen. Rötungen oder dunkle Stellen werden damit gut abgedeckt, und die Augen wirken klarer und strahlender. Danach sofort abpudern, damit sich die Farbe nicht absetzt.

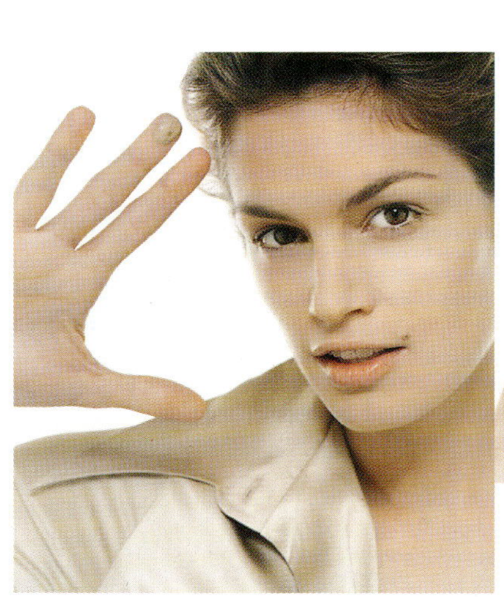
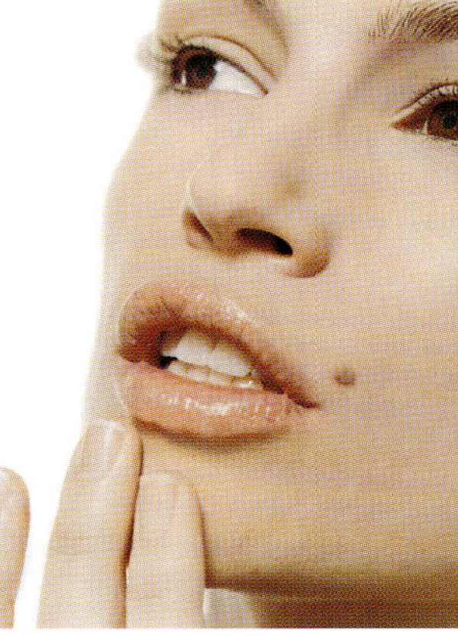

PROFI-TIP

TEINT-GRUNDIERUNG KANN DEN GLEICHEN EFFEKT HABEN WIE EIN KORREKTURSTIFT ODER EINE KORREKTURCREME, FALLS DIE AUGENRINGE NICHT ZU DUNKEL SIND. DA DIE FOUNDATION DÜNNFLÜSSIGER IST UND MEHR FEUCHTIGKEIT ENTHÄLT ALS EIN KORREKTURSTIFT, EIGNET SIE SICH AUCH HERVORRAGEND ZUM KASCHIEREN FEINER FALTEN. FALLS NÖTIG ZWEI SCHICHTEN AUFTRAGEN.

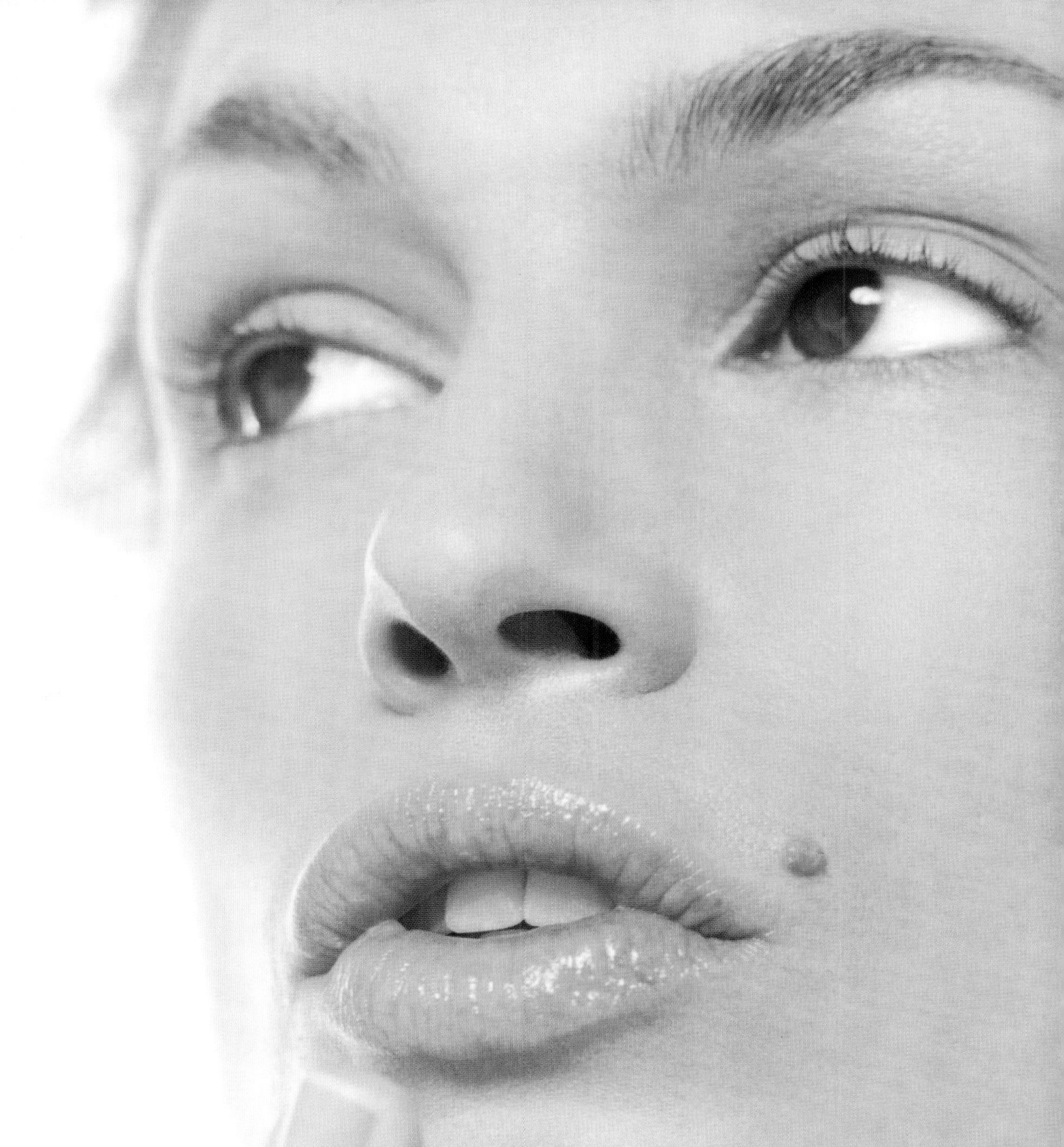

FOUNDATION NICHT UNBEDINGT IM GANZEN GESICHT AUFTRAGEN, SONDERN NUR STELLENWEISE AUFTUPFEN.

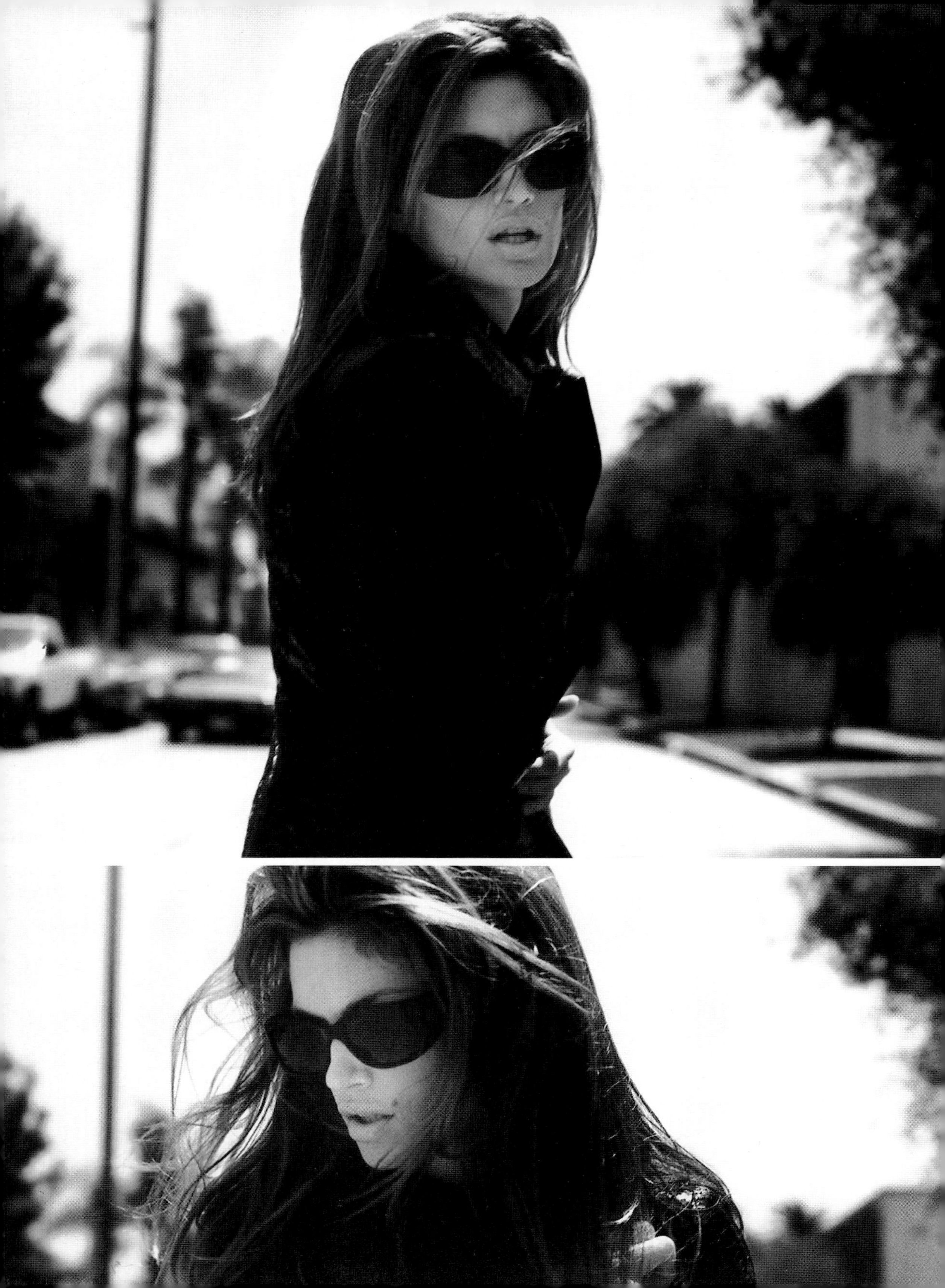

DIE MEISTEN VON UNS KENNEN DIE FRAGE, WAS MAN AUF EINE EINSAME INSEL MITNEHMEN WÜRDE, WENN MAN NUR EIN EINZIGES KOSMETIK-PRODUKT AUSWÄHLEN DÜRFTE. ABGESEHEN DAVON, DASS ICH NICHT WEISS, WARUM MAN AUF EINER EINSAMEN INSEL MAKE-UP BENUTZEN SOLLTE (AUSSER VIELLEICHT LIPPENBALSAM), WÜRDE ICH MICH VERMUTLICH FÜR EINEN KORREKTURSTIFT ODER EINE KORREKTURCREME ENTSCHEIDEN. EINEN PICKEL ODER ANDERE PROBLEME ZU KASCHIEREN HAT FÜR MICH BEIM SCHMINKEN DEN HÖCHSTEN STELLENWERT, DENN WENN MEINE HAUT ZU WÜNSCHEN ÜBRIG LÄSST, KANN AUCH DAS BESTE MAKE-UP DER WELT NICHTS DARAN ÄNDERN. WIE VIELES IM LEBEN SOLLTE AUCH EIN KORREKTURSTIFT ODER EINE KORREKTURCREME SPARSAM VERWENDET WERDEN. ES IST NIE GUT, JEDEN HAUCH VON REALITÄT WEGZUMOGELN. MANCHMAL MACHT ES MIR NICHTS AUS, MIT TRÄNENSÄCKEN UNTER DEN AUGEN HERUMZULAUFEN, WEIL ICH FINDE, DASS SIE WEIBLICH UND IN GEWISSER HINSICHT SOGAR EROTISCH WIRKEN. EIN ZU PERFEKT GESCHMINKTES GESICHT LÄSST SIE KÜNSTLICH UND UNNAHBAR ERSCHEINEN; SIE SOLLTEN DAFÜR SORGEN, DASS ANDERE IHR GESICHT NIEMALS MIT DIESEN BEIDEN WORTEN BESCHREIBEN.

WEG
ZAUBERN

WO SIE KORRIGIEREN SOLLTEN

Pickel und Augenringe sind die häufigsten Einsatzbereiche für den Concealer, aber es gibt eine Menge weiterer Problemstellen, die sich verstecken lassen: eine gerötete Nase, winzige Narben, geplatzte Äderchen oder Rötungen am inneren Augenwinkel. Mit anderen Worten: jede Stelle, die dunkler oder gerötet ist und die Sie kaschieren möchten. Mit Korrekturstift oder -creme lassen sich auch kleinere blaue Flecken oder andere Unregelmäßigkeiten am Körper abdecken, wenn Sie viel nackte Haut zeigen möchten.

WAS SIE KAUFEN SOLLTEN

Stellen Sie sich den Korrekturstift oder die Korrekturcreme wie eine gut deckende Foundation vor. Wie alle Teint-Grundierungen gibt es sie in verschiedenen Farben und Formen, die speziell auf Ihre Haut zugeschnitten sein sollten. Oft finden Sie erst durch Probieren heraus, welches Produkt das richtige für Sie ist. Im allgemeinen haften trockene Korrekturstifte oder Korrekturcremes besser auf der Haut, während cremigere Produkte leicht verlaufen und zu durchsichtig wirken. Sie können auch zwei unterschiedliche benutzen: Zum Abdecken von Pickeln nehmen Sie beispielsweise einen trockenen, wasserbasierten Concealer, und unter den Augen einen Korrekturstift oder Korrekturcreme auf Ölbasis.

FARBWAHL

Gelbtöne decken Rötungen und bläuliche Augenringe am besten ab. Wenn Sie nur Concealer auftragen wollen, sollten Sie eine Nuance wählen, die Ihrem natürlichen Hautton entspricht. Leider ist die Farbpalette bei den Korrekturstiften und -cremes nicht gerade üppig. Sie müssen unter Umständen Produkte von verschiedenen Herstellern in Augenschein nehmen, um den richtigen Ton zu finden. Wenn Sie eine Teint-Grundierung verwenden, sollte der Concealer eine Spur heller sein als Ihre Haut (der Unterschied wird durch die Grundierung ausgeglichen). Meiden Sie weiße und sehr helle Farben. Sie lenken die Aufmerksamkeit genau auf die Stellen, die Sie verbergen möchten. Wenn Sie häufig unter geschwollenen Augen leiden, sollten Sie sich beispielsweise an Nuancen halten, die dem natürlichen Hautton entsprechen, selbst wenn Sie eine Teint-Grundierung auftragen, da hellere Farben die Schwellung zusätzlich hervorheben.

FÜNF VERSCHIEDENE ARTEN

Der Unterschied bezieht sich mehr auf die Anwendung und Konsistenz als auf die Frage, ob es sich um ein Produkt auf Öl- oder Wasserbasis handelt. Wählen Sie die Form, mit der Sie am besten zurechtkommen (siehe gegenüberliegende Seite).

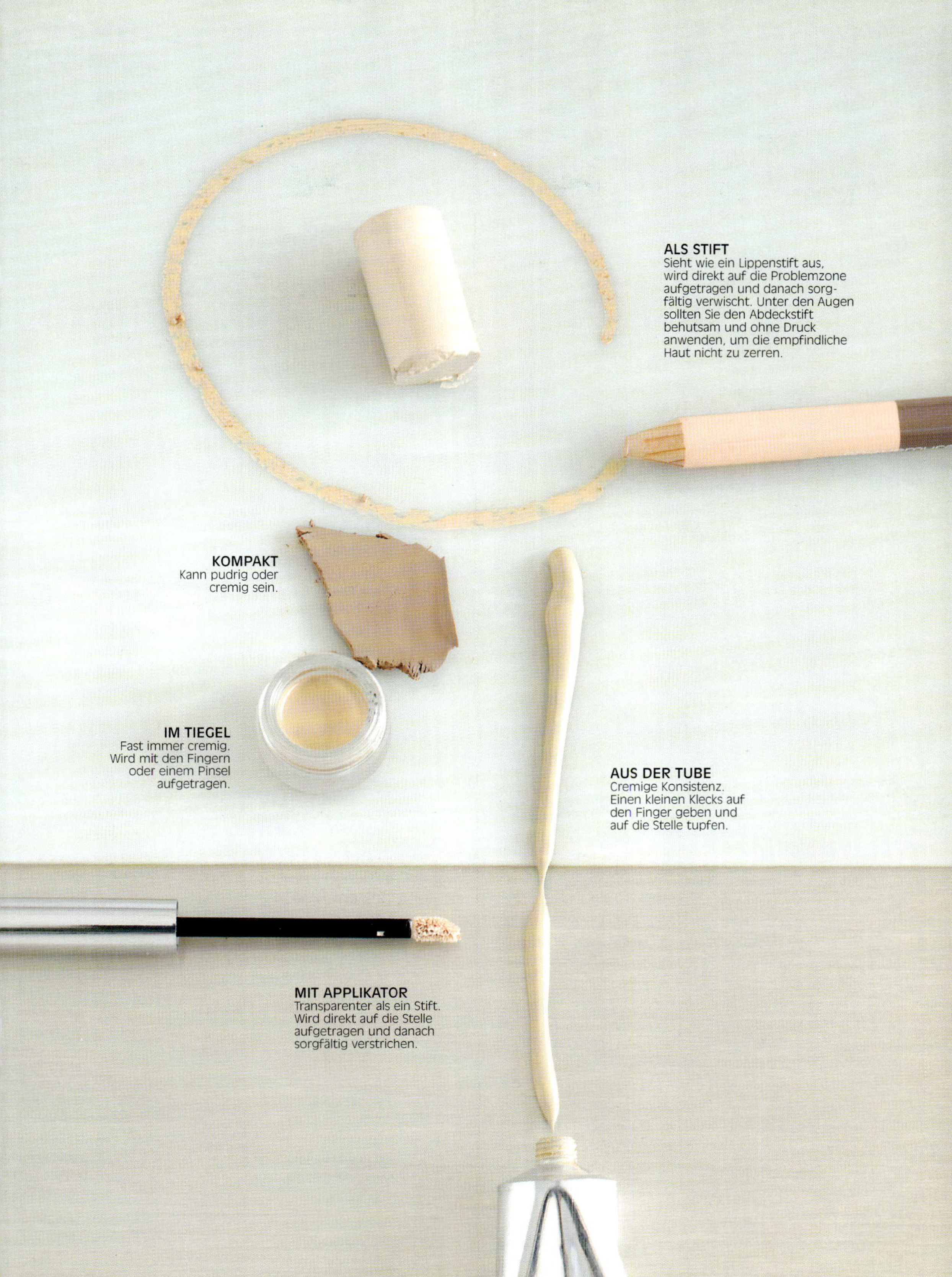

ALS STIFT
Sieht wie ein Lippenstift aus, wird direkt auf die Problemzone aufgetragen und danach sorgfältig verwischt. Unter den Augen sollten Sie den Abdeckstift behutsam und ohne Druck anwenden, um die empfindliche Haut nicht zu zerren.

KOMPAKT
Kann pudrig oder cremig sein.

IM TIEGEL
Fast immer cremig. Wird mit den Fingern oder einem Pinsel aufgetragen.

AUS DER TUBE
Cremige Konsistenz. Einen kleinen Klecks auf den Finger geben und auf die Stelle tupfen.

MIT APPLIKATOR
Transparenter als ein Stift. Wird direkt auf die Stelle aufgetragen und danach sorgfältig verstrichen.

AUFTRAGEN

– Korrekturstift oder -creme mit Schwämmchen, Pinsel oder Fingerspitzen auftupfen. Wenn Sie die Finger benutzen, dann nur den Ringfinger, er ist der sanfteste.

– Das Auftragen des Concealers erfordert größere Genauigkeit als das der Teint-Grundierung. Konzentrieren Sie sich auf die Stellen, die Sie abdecken wollen, und verwischen Sie die Ränder im Anschluß sorgfältig.

– Tupfen Sie den Korrekturstift oder die Korrekturcreme so dünn wie möglich auf. Es ist besser, die Prozedur zu wiederholen, als eine dicke Schicht Concealer aufzutragen.

– Korrekturstift oder -creme immer mit Puder fixieren. (Wenn Sie außerdem eine Teint-Grundierung verwenden, wird das Make-up ganz zum Schluß abgepudert.) Damit erhält die Haut einen matten Schimmer, und der Concealer hält länger.

WIE MAN PICKEL ABDECKT

Ist der Pickel rot, wählen Sie einen Farbton, der Ihrem Teint am nächsten kommt. Handelt es sich um ein dunkles Muttermal, nehmen Sie einen helleren Korrekturstift oder hellere Korrekturcreme, um das Mal Ihrem natürlichen Hautton anzugleichen. Am besten verwenden Sie zum Auftragen einen kleinen Lidschattenpinsel, da der Concealer so besser auf der Haut haftet, als wenn Sie ihn mit den Fingerspitzen auftragen. Auftupfen und im Anschluß abpudern. Der Erfolg hängt in höherem Maß von der Beschaffenheit des Pickels als von Ihrer Technik ab. Ein kleiner Kniff für den Fall, daß Sie Schwierigkeiten haben, ihn zu kaschieren: Verwandeln Sie ihn einfach mit einem dunkelbraunen Augenbrauenstift oder Lidschatten in einen Schönheitsfleck (für mich ist das nicht so günstig, weil ich bereits einen Schönheitsfleck besitze. Aber für alle, die keinen haben, ist das ein hervorragender Trick.)

WIE MAN AUGENRINGE KASCHIERT

Mit dem Ringfinger oder einem dreieckigen Schwämmchen tupfen Sie mehrmals einen kleinen Klecks Korrekturstift oder -creme auf den dunklen Bereich auf. Möglichst dünn auftragen, da zuviel Concealer das Auge optisch verkleinert und die Ringe noch betont. Vermeiden Sie auch hier wieder sehr helle Farben, wenn Sie nicht Gefahr laufen wollen, sich »Waschbären-Augen« zu schminken. Tragen Sie danach immer Teint-Grundierung und/oder Puder auf.

PROFI-TIP
BEI AUGENFÄLTCHEN KORREKTURSTIFT ODER -CREME AUF DIE SPITZE EINES LIDSTRICHPINSELS GEBEN UND DIE FÄLTCHEN SORGFÄLTIG AUSFÜLLEN. SEHR SPARSAM VERWENDEN, WEIL ZUVIEL CONCEALER SIE NOCH HERVORHEBT.

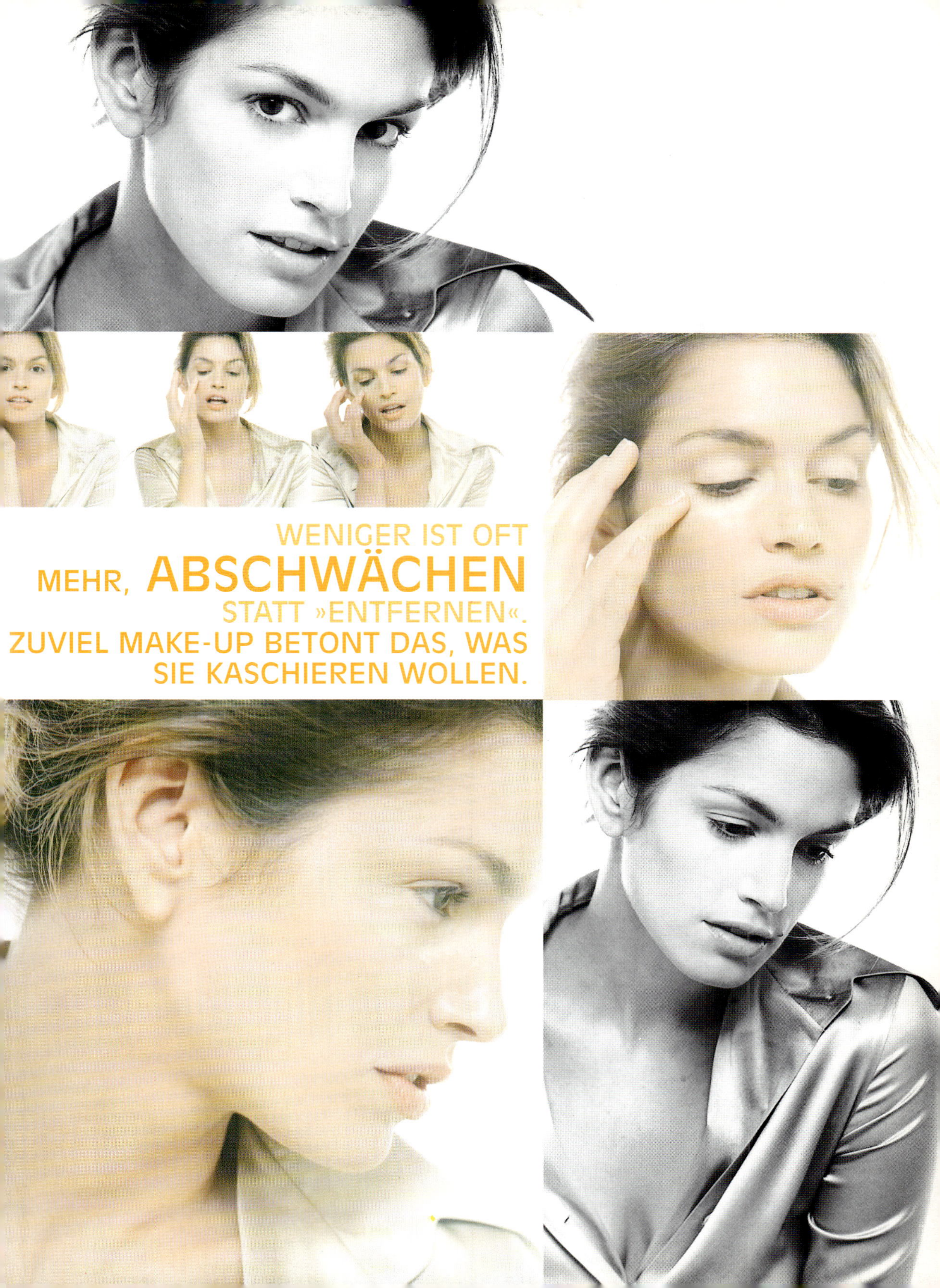

WENIGER IST OFT
MEHR, ABSCHWÄCHEN
STATT »ENTFERNEN«.
ZUVIEL MAKE-UP BETONT DAS, WAS
SIE KASCHIEREN WOLLEN.

PUDER

IN ALTEN FILMEN WIRKT ES GEHEIMNISVOLL UND VERFÜHRERISCH, WENN FRAUEN
SICH ZURÜCKZIEHEN, UM SICH »DIE NASE ZU PUDERN«. IN DER REALITÄT SIND
GLÄNZENDE NASEN (ODER ANDERE TEILE DES GESICHTS) EIN GUTER GRUND,
SCHLEUNIGST DEN TISCH ZU VERLASSEN. EIN FETTIGES GESICHT SIEHT NICHT NUR
UNAPPETITLICH AUS, SONDERN FÜHLT SICH AUCH GENAUSO AN. PUDER IST HIER
EIN ABSOLUTES MUSS. ER GEHÖRT ZUR GRUNDAUSSTATTUNG, MEHR NOCH ALS
DAS TEINT-MAKE-UP, UND ER DIENT NICHT NUR ZUM MATTIEREN GLÄNZENDER
NASEN, SONDERN LÄSST SICH WUNDERVOLL ZUM MODELLIEREN DES GESICHTS
BENUTZEN. ER BIETET DER HAUT EINEN ZUSÄTZLICHEN SCHUTZ. ER FIXIERT DAS
MAKE-UP. ER VERLÄNGERT DAS LEBEN EINES NATÜRLICH GESCHMINKTEN
GESICHTS. UND ER HÄLT DEN UNSCHÖNEN GLANZ IN GRENZEN. PUDER BRAUCHT
MAN IMMER UND ÜBERALL, UND ER SOLLTE AUCH IN IHREM SCHMINKKOFFER
NICHT FEHLEN.

FÜNF GRÜNDE, PUDER ZU VERWENDEN

1. ER GEHT AUCH OHNE FOUNDATION
   Selbst wenn Sie Teint-Grundierung und/oder Concealer weglassen, erhält Ihr Gesicht mit Puder ein mattes, transparentes Aussehen.

2. ER VERWISCHT ÜBERGÄNGE UND KORRIGIERT
   Puder sorgt für einen ebenmäßigen Teint und gibt allem Harten einen sanften Schmelz. Falls erforderlich, können Sie damit auch eine zu kräftige Rouge- oder Lidschattenfarbe aufhellen.

3. ER FIXIERT DAS MAKE-UP
   Puder fixiert jedes Make-up. Er ist besonders wichtig für Produkte auf Cremebasis, die leicht verwischen, wie etwa Teint-Grundierung, Korrekturstift oder -creme und Schminkstifte.

4. ER SORGT FÜR LÄNGEREN HALT
   Das Make-up hält mit Puder merklich länger als ohne.

5. ER VERHINDERT, DASS DIE HAUT GLÄNZT
   Puder saugt unerwünschte Feuchtigkeit auf. Aber übertreiben Sie nicht. Denken Sie daran, daß gesunde Haut natürlich schimmern muß.

FARBWAHL

Die Wahl dürfte Ihnen nicht schwerfallen. Wenn Sie nicht gerade einen sehr dunklen Teint haben, sollten Sie einen transparenten Puder nehmen. Eine nahezu »farblose« Nuance beeinträchtigt Teint-Grundierung und Concealer nicht. Wenn Sie ein wenig Farbe bevorzugen, dann sollten Sie sich für einen neutralen Ton entscheiden (keine Rosatöne!). Achten Sie dabei auf folgendes:

1. Wenn Sie nur Puder verwenden, sollte er mit Ihrem natürlichen Hautton übereinstimmen.

2. Wenn Sie eine Teint-Grundierung benutzen, wählen Sie ihn eine Nuance heller.

3. In Augennähe tragen Sie einen Puder auf, der heller sein darf als der Farbton, den Sie für den Rest des Gesichts benutzen. Eine genau auf die Haut abgestimmte Farbe könnte nachdunkeln und daher die Wirkung von Korrekturstift/Korrekturcreme oder Teint-Grundierung zunichte machen.

Die richtige Farbwahl ist beim Puder ganz besonders wichtig – Sie brauchen vielleicht zwei Schattierungen für unterschiedliche Zwecke. Bei zu dunklem Puder sieht Ihr Gesicht leicht schmuddelig oder scheckig aus; bei zu hellem Puder haben Sie möglicherweise Ähnlichkeit mit einem der weißgeschminkten Schauspieler des japanischen Kabuki-Theaters.

WAS ES IM HANDEL GIBT

Puder sind ziemlich unkompliziert in der Anwendung und meistens untereinander austauschbar (siehe gegenüberliegende Seite).

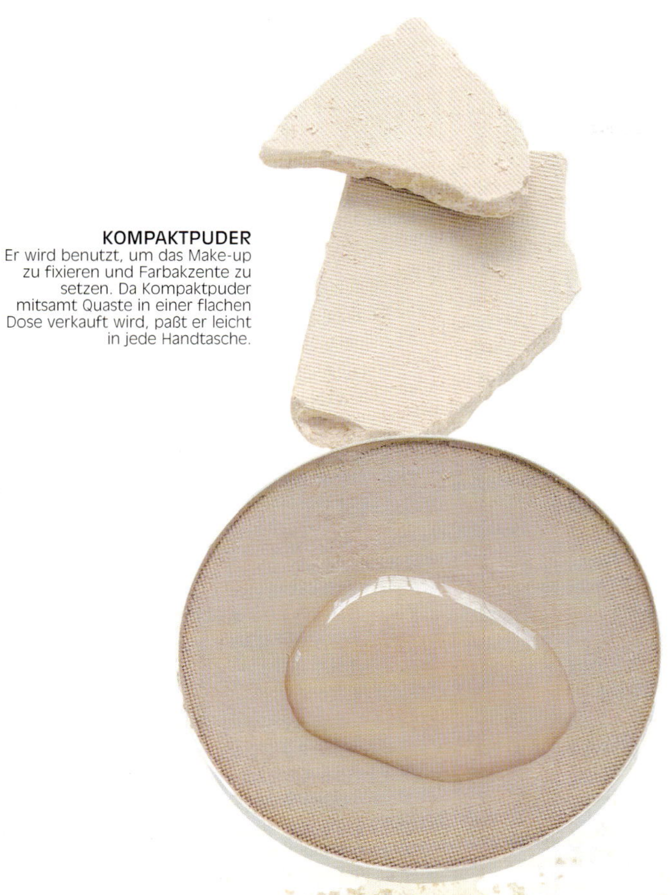

KOMPAKTPUDER
Er wird benutzt, um das Make-up
zu fixieren und Farbakzente zu
setzen. Da Kompaktpuder
mitsamt Quaste in einer flachen
Dose verkauft wird, paßt er leicht
in jede Handtasche.

FEUCHTER/TROCKENER PUDER
Er deckt am besten (siehe Teint-
Grundierung). Er kann wie
Kompaktpuder verwendet oder mit
einem Schwämmchen statt einer
Teint-Grundierung feucht aufgetragen werden. Er »versiegelt«
auch die Lippen und verleiht ihnen
einen matten Schimmer.

LOSER PUDER
Diese leichteste Puderform wird vor
allem zum Fixieren von Teint-
Make-up und Korrekturstift oder
-creme benutzt. Man kann ihn mit
Pinsel, Schwämmchen oder
Puderquaste auftragen.

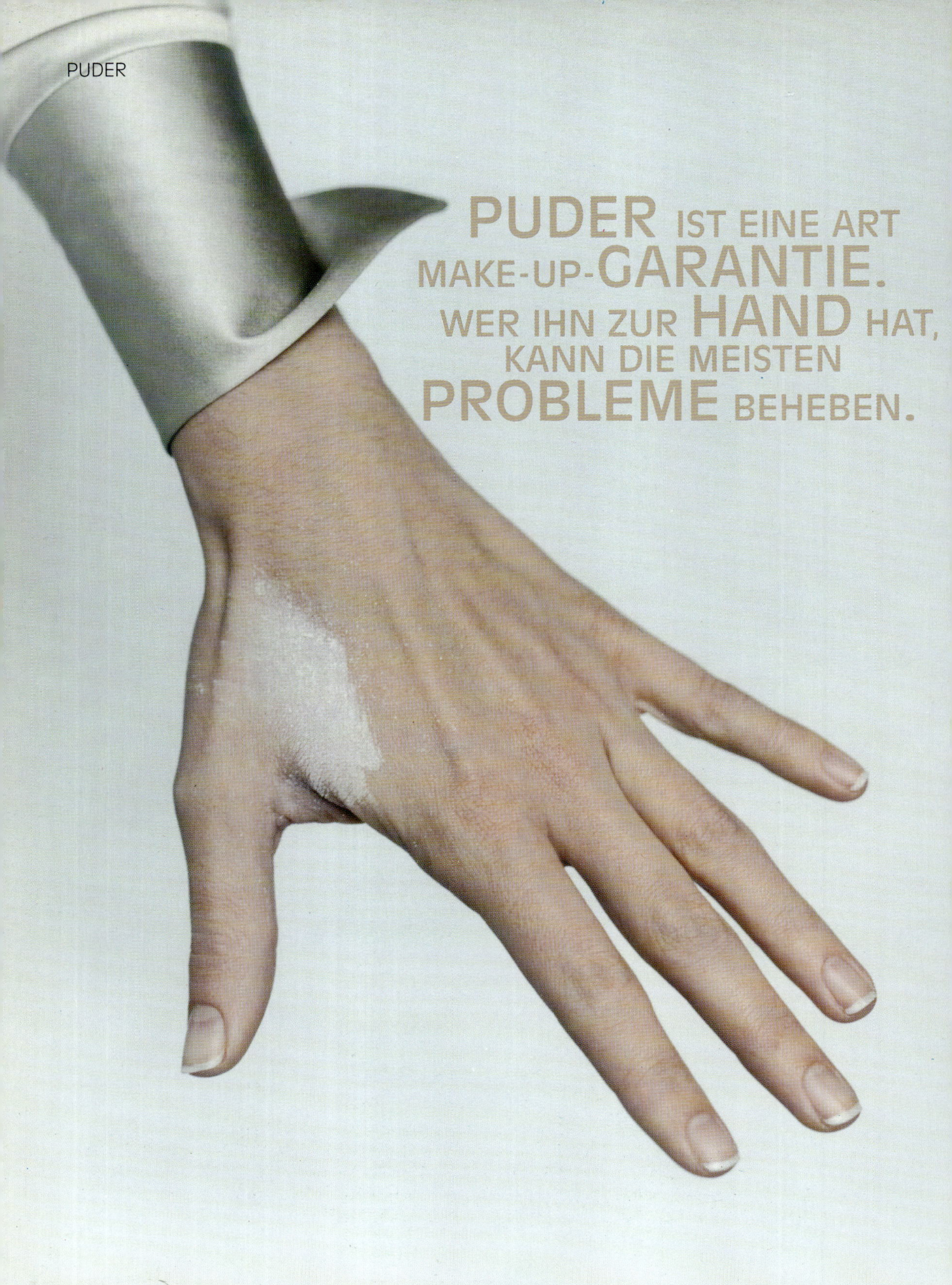
PUDER IST EINE ART MAKE-UP-GARANTIE. WER IHN ZUR HAND HAT, KANN DIE MEISTEN PROBLEME BEHEBEN.

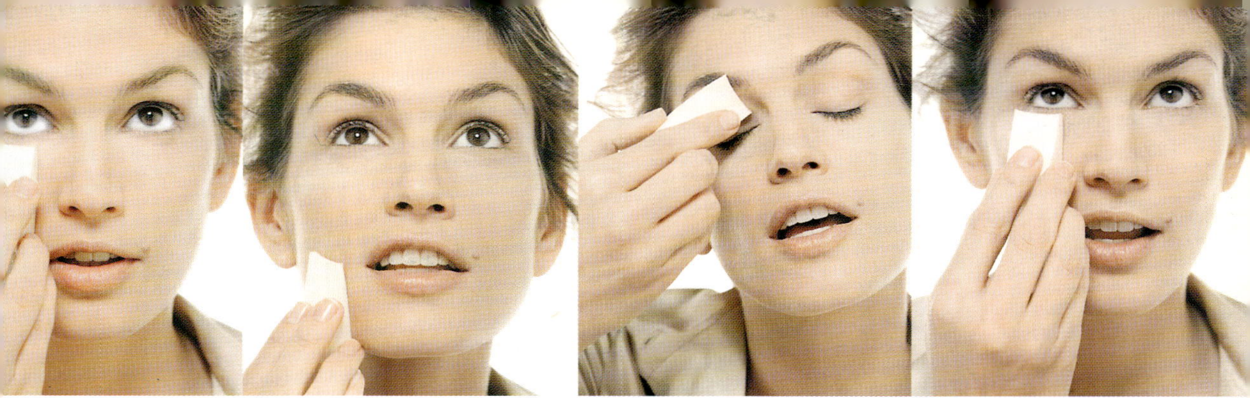

AUFTRAGEN

– Puder fixiert das Make-up an den Stellen, an denen er aufgetragen wird …
einschließlich der Patzer. Bevor Sie ihn benutzen, sollten Sie Ihr Gesicht auf Runzeln
oder Falten überprüfen, in denen er sich absetzen könnte; achten Sie vor allem
auf die Lidfalte.

– Tragen Sie den Puder immer so sparsam wie möglich auf. Denken Sie daran: Man soll
ihn nicht sehen, sondern nur seine Wirkung bewundern.

– Wenn Sie einen Pinsel verwenden, schnippen Sie vorher immer mit Daumen und
Zeigefinger dagegen, um überschüssigen Puder zu entfernen.

– Eine Puderquaste wird leicht gegen das Gesicht gedrückt und mit einer rollenden
Bewegung aufgetupft. Wenn Sie keine Quaste haben, tut es auch ein Wattebausch.

– Um einen möglichst transparenten Effekt zu erzielen, verwenden Sie ein Make-up-
Schwämmchen zum Auftragen. Da es nicht viel Puder aufnimmt, ist der Puder kaum
mit bloßem Auge sichtbar. Ein weiterer Vorteil: Mit der Kante des Schwämmchens
kommen Sie bis dicht an den Wimpernrand.

– Wenn das Gesicht sehr feucht ist, zuerst mit einem Papiertuch abtupfen. Sonst könnte
der Puder klumpen.

ZUSÄTZLICH ZU ALLEN ANDEREN AUFGABEN HAT PUDER EINE SCHUTZFUNKTION, BEISPIELSWEISE BEIM
AUFTRAGEN VON MAKE-UP. TUPFEN SIE HAUCHDÜNN LOSEN PUDER UNTER DIE AUGEN – ER FÄNGT
HERABRIESELNDEN LIDSCHATTEN AUF. IST DAS AUGEN-MAKE-UP BEENDET, ENTFERNEN SIE DEN ÜBERSCHUSS
MIT EINEM DICKEN WEICHEN PINSEL. MIT DEM GLEICHEN TRICK VERHINDERN SIE, DASS PUDERROUGE IN IHRE
HAARE GELANGT. BEVOR SIE ROUGE AUFTRAGEN, GEBEN SIE EIN WENIG LOSEN PUDER AUF DIE SCHLÄFEN.
WENN SIE FERTIG SIND, EINFACH MIT EINEM DICKEN WEICHEN PINSEL ENTFERNEN.

DER LETZTE SCHLIFF

SIE KÖNNEN IHREM GESICHT MIT PUDER EINEN MATTEN ODER FEUCHTEN SCHIMMER VERLEIHEN. DAS IST GESCHMACKSSACHE, SOLANGE SIE ES NICHT ÜBERTREIBEN. EIN MATT GEPUDERTES GESICHT DARF BEISPIELSWEISE NIE KREIDIG WIRKEN. SOLLTE DAS PASSIEREN, KLOPFEN SIE EINFACH EINEN KLEINEN KLECKS FEUCHTIGKEITSCREME EIN ODER SPRÜHEN SICH MIT EINEM FEINEN ZERSTÄUBER EINEN HAUCH WASSER INS GESICHT. EIN GESICHT MIT FEUCHTEM SCHIMMER SOLLTE NIE GLÄNZEN. UM DAS ERGEBNIS ZU KORRIGIEREN, TUPFEN SIE DAS GESICHT MIT EINEM PAPIERTUCH VORSICHTIG AB ODER ÜBERSTÄUBEN ES MIT EIN WENIG LOSEM PUDER. BEI SEHR FEUCHTEM KLIMA SOLLTEN SIE NICHT GEGEN MUTTER NATUR ANKÄMPFEN. STEHEN SIE ZU IHREM TEINT; SIE WÄREN OHNEHIN NICHT IMSTANDE, IHM LÄNGER ALS FÜNF MINUTEN EINEN MATTEN SCHIMMER ZU VERLEIHEN.

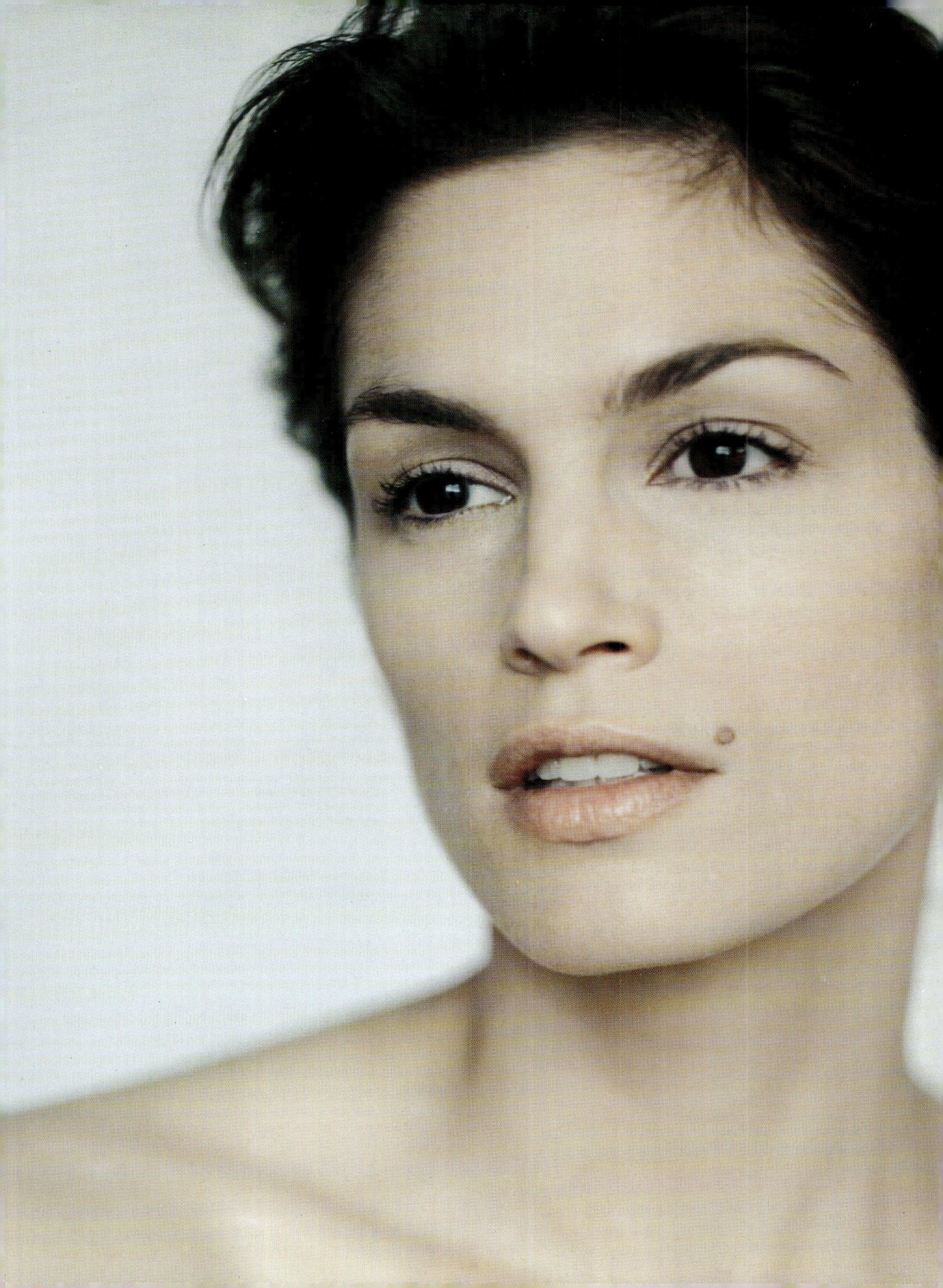

Make-up – mein bester Freund

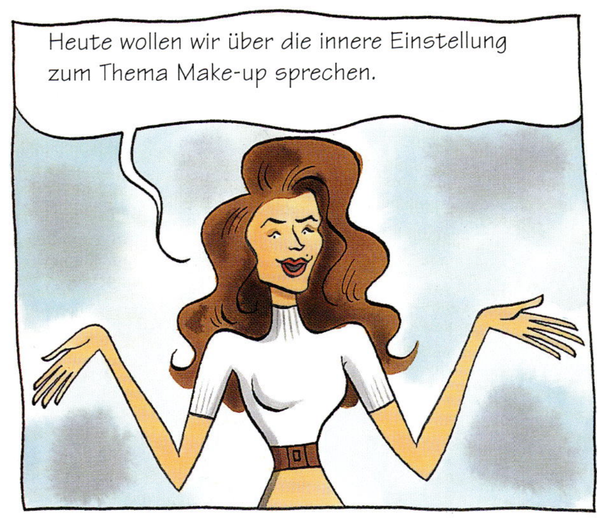

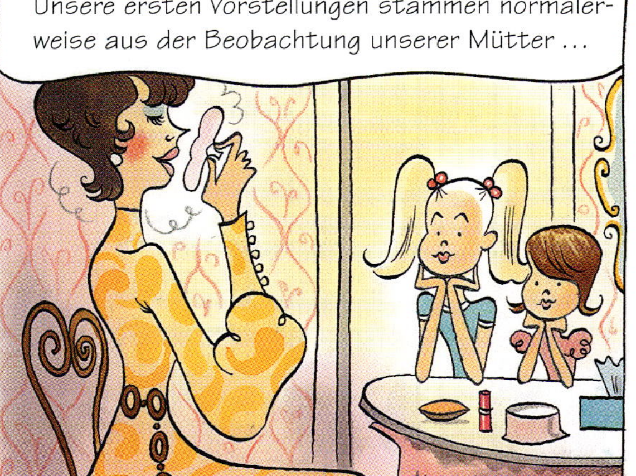

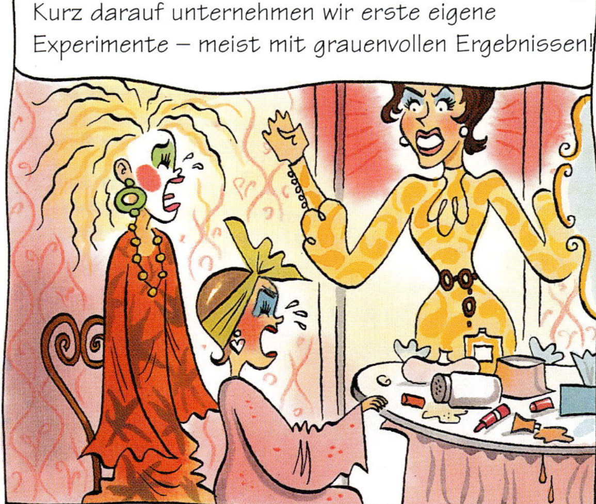

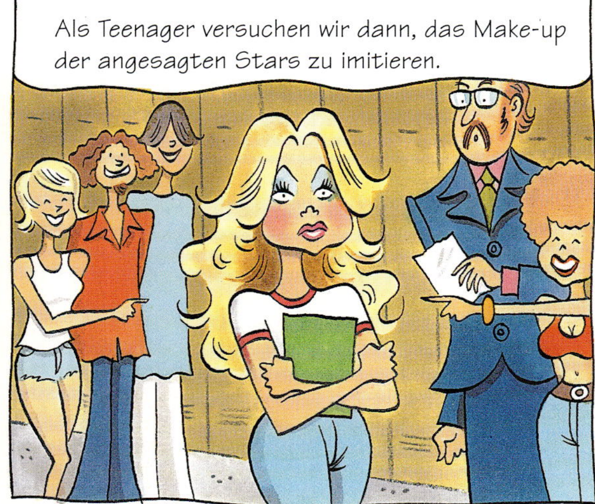

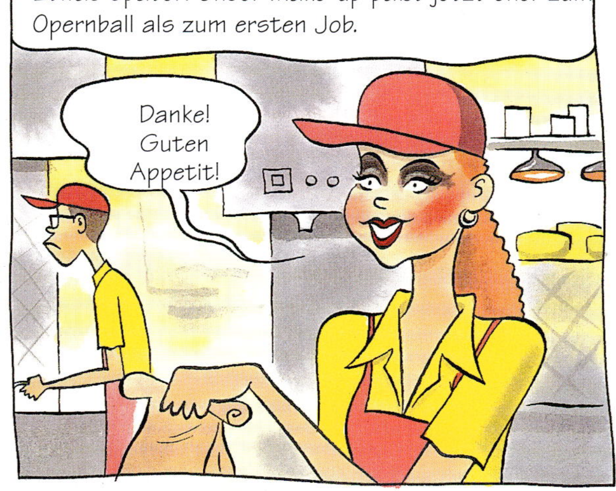

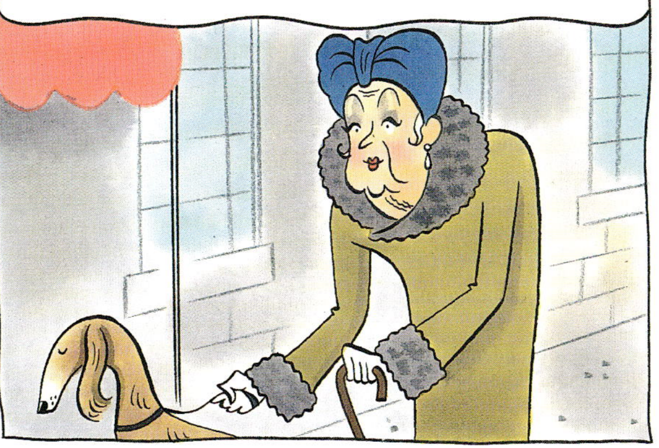

Mit dem Alter verschwinden die Probleme nicht. Wir kennen sie alle, die älteren Damen, die sich noch immer so schminken wie in ihrer Jugend.

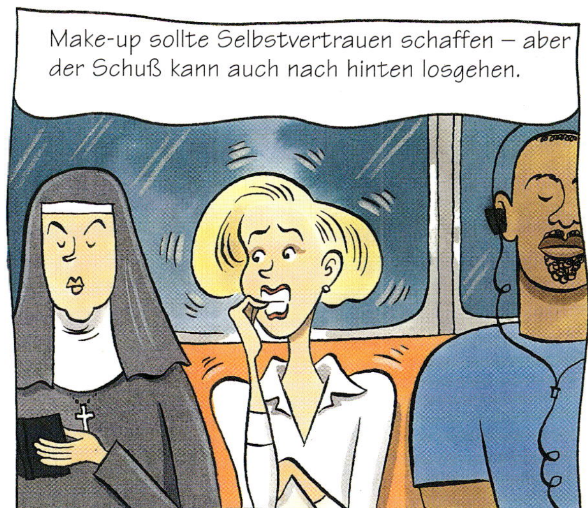

Make-up sollte Selbstvertrauen schaffen – aber der Schuß kann auch nach hinten losgehen.

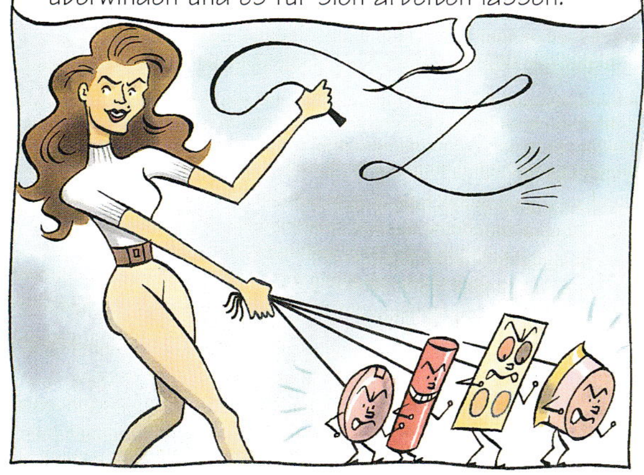

Der Trick: die heimliche Angst vor dem Make-up überwinden und es für sich arbeiten lassen.

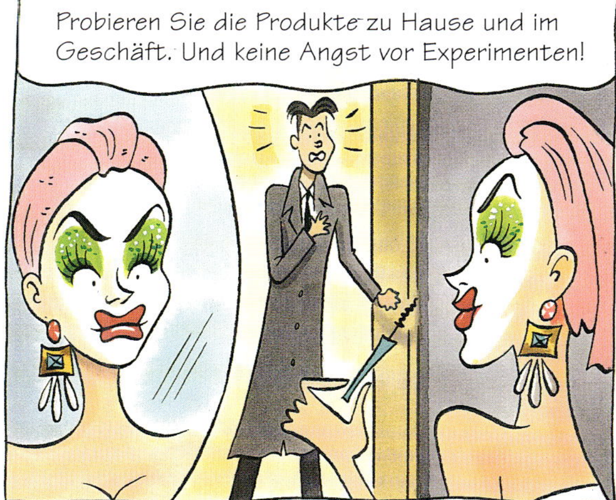

Probieren Sie die Produkte zu Hause und im Geschäft. Und keine Angst vor Experimenten!

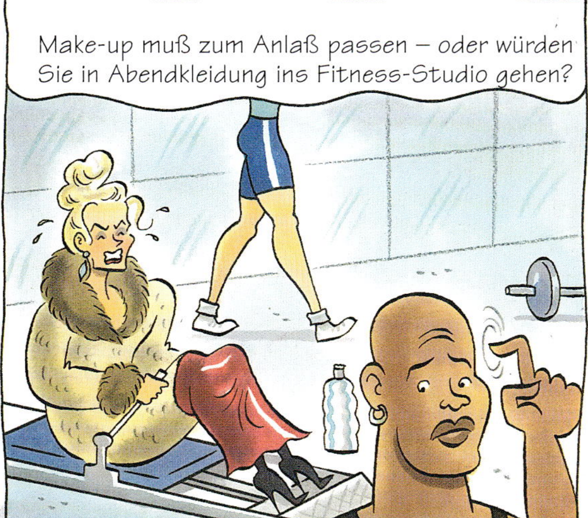

Make-up muß zum Anlaß passen – oder würden Sie in Abendkleidung ins Fitness-Studio gehen?

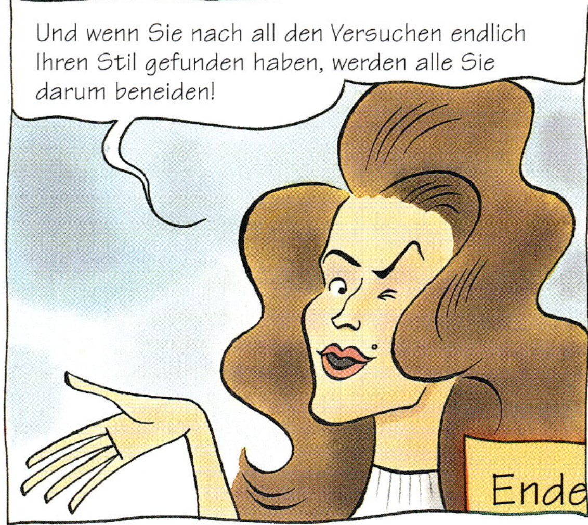

Und wenn Sie nach all den Versuchen endlich Ihren Stil gefunden haben, werden alle Sie darum beneiden!
Ende

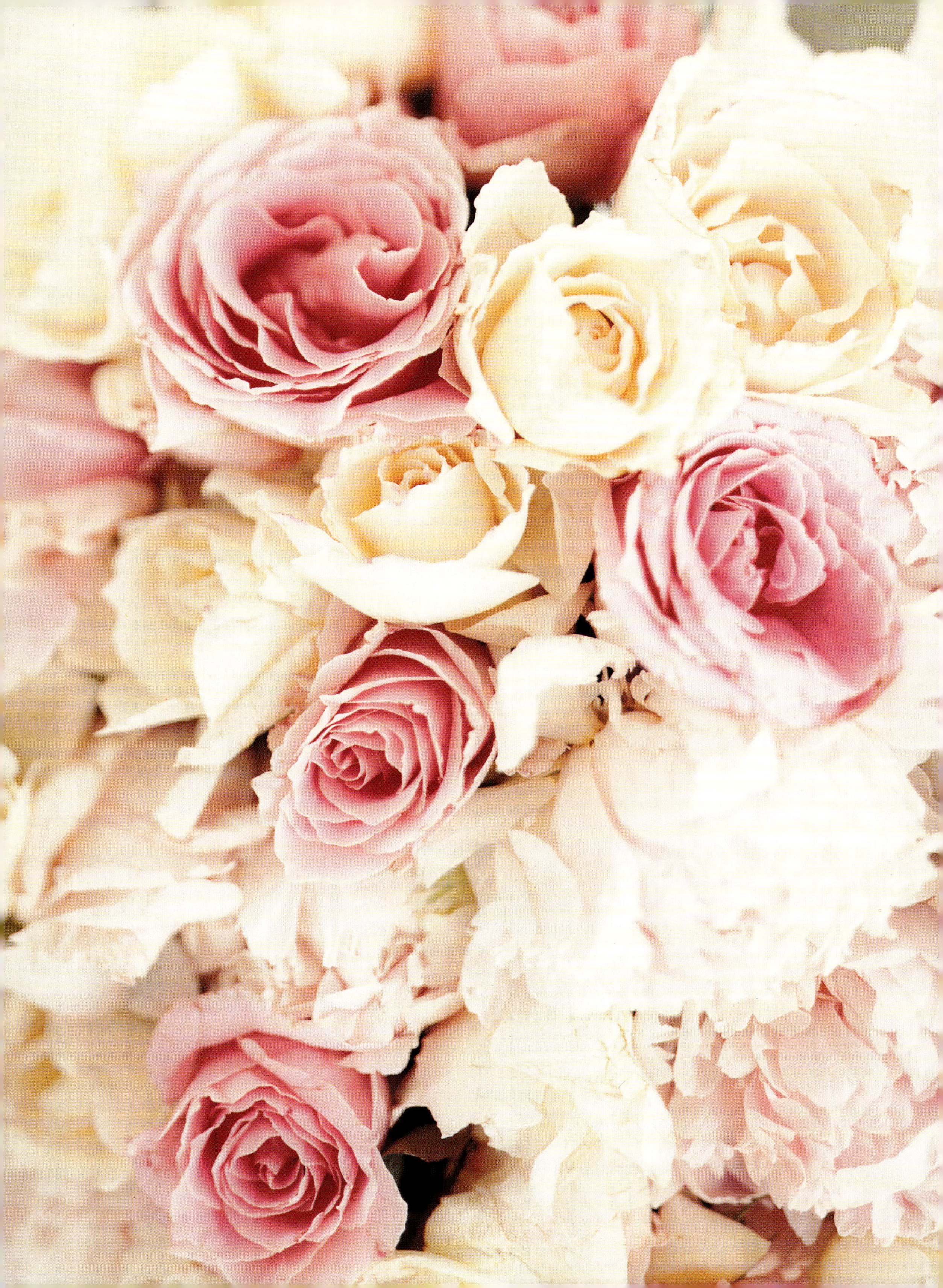

EIN HAUCH

EINER DER GRÖSSTEN VORTEILE EINES SCHLICHTEN MAKE-UPS BESTEHT DARIN,
DASS SIE DIE GRUNDLEGENDE FARBPALETTE BEREITS BESITZEN – IHRE NATÜR-
LICHEN FARBEN. SIE SOLLTEN SIE UNTERSTREICHEN, STATT SCHATTIERUNGEN
EINZUFÜHREN, DIE NICHT IN IHREM GESICHT VORHANDEN SIND. (AUF DIESE WEISE
MERKT KEIN MENSCH, DASS SIE ÜBERHAUPT MAKE-UP TRAGEN!) DAS ROUGE IST
EIN ANSCHAULICHES BEISPIEL. DENKEN SIE AN IHRE ROSIG SCHIMMERNDE HAUT,
WENN SIE SICH BEIM SPORT VERAUSGABT HABEN. ODER AN DIE ZARTE BRÄUNE
NACH EINEM TAG AM STRAND (MIT SONNENSCHUTZ, WOHLGEMERKT). ROUGE
BIETET IHNEN DIE MÖGLICHKEIT, JEDEN TAG EINE SPUR FARBE IN IHR GESICHT ZU
ZAUBERN. SIE SEHEN DAMIT GESUND UND STRAHLEND AUS, SELBST WENN SIE DIE
MEISTEN STUNDEN DES TAGES IN GESCHLOSSENEN RÄUMEN VERBRINGEN.

HAUCH

FARBE

WAS ES IM HANDEL GIBT

Rouge ist hauptsächlich in zwei Formen erhältlich: als Creme- oder Puderrouge.
(Natürlich gibt es auch Gel und flüssiges Rouge, aber sie haben es in sich und sind nicht
ganz einfach zu benutzen). Machen Sie die Enscheidung von Ihrer Teint-Grundierung
abhängig. Wenn Sie eine Feuchtigkeitspflege verwendet haben, nehmen Sie Cremerouge,
und wenn Ihr Gesicht gepudert ist, ein Puderrouge. Beides zu mischen (zum Beispiel
Puderrouge auf Feuchtigkeitscreme), ist nicht empfehlenswert, denn Sie riskieren
Flecken und eine ungleichmäßige Verteilung. Denken Sie also daran: Creme auf Creme
und Puder auf Puder.

FARBWAHL

Halten Sie sich an die Farben, die die Natur vorgegeben hat – mit anderen Worten,
wählen Sie den Farbton, den Ihre Haut auch ohne Make-up annehmen würde. (Kneifen
Sie sich in die Wange, wenn Sie nicht sicher sind.) Niemand errötet in Orange, Pink oder
Aubergine, also meiden Sie solche künstlich wirkenden Nuancen. Ziehen Sie Brauntöne
vor – von bräunlichem Rosé über Apricot bis Rost. Das Rouge muß unauffällig sein, nicht
zu hell und nicht zu dunkel. Und denken Sie daran: Rouge sollte in erster Linie mit Ihrem
Teint und erst danach mit dem Lippenstift harmonieren. (Obwohl es nicht schadet, wenn
Rouge und Lippenstift zur selben Farbfamilie gehören, wie Pink und die blaustichigen
Rotschattierungen oder Koralle und Ziegelrot.)

MODELLIEREN GEHÖRT INS FOTOSTUDIO. IM WIRKLICHEN LEBEN SOLL ROUGE DEM GESICHT EINEN HAUCH FARBE GEBEN.

LIEBLINGS-TIP
STATT LIDSCHATTEN KÖNNEN SIE ROUGE IN DIE LIDFALTE GEBEN. SO BEKOMMT DAS GESICHT EINEN
WARMEN SCHIMMER UND WIRKT HARMONISCH.

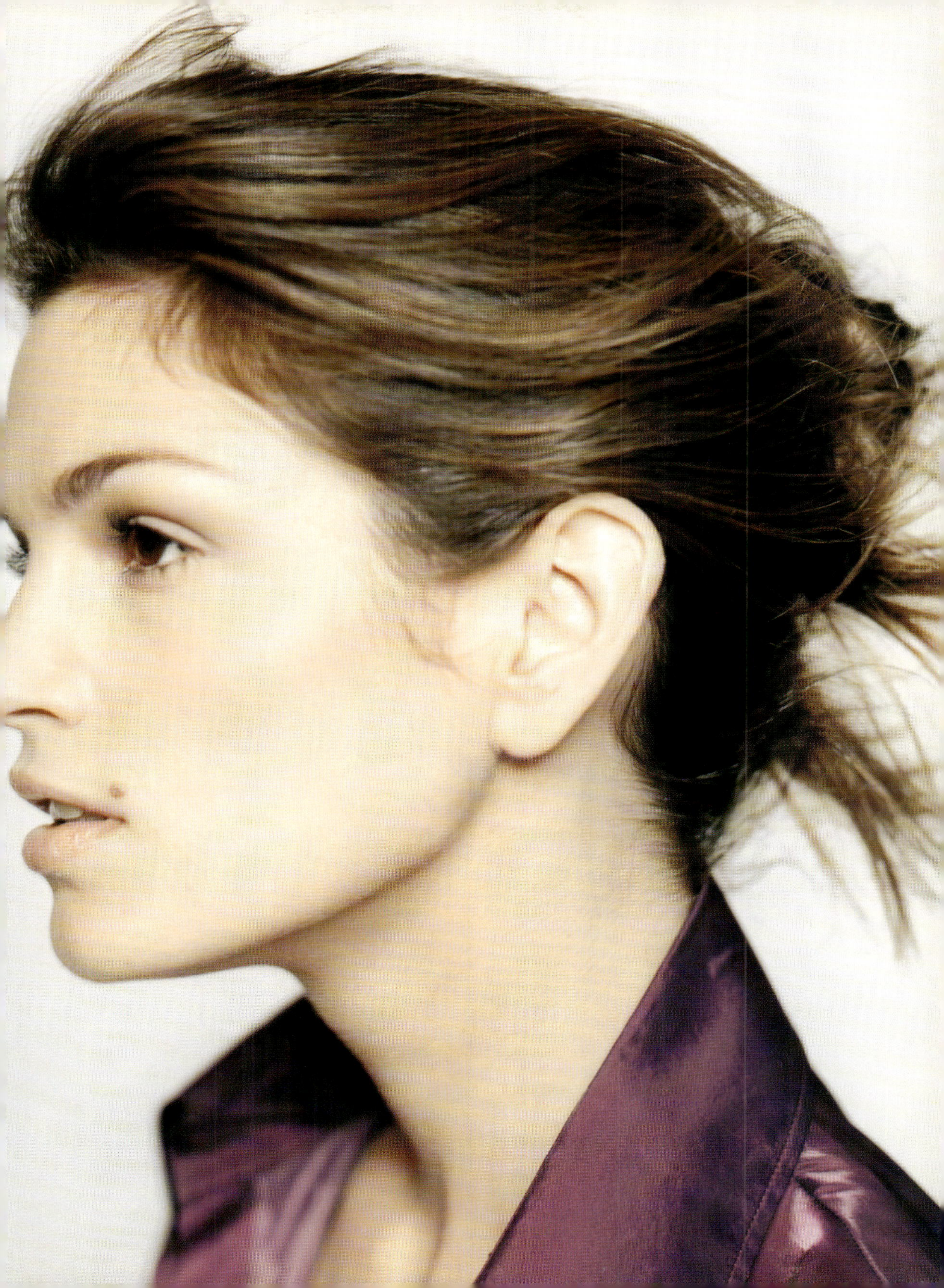

AUFTRAGEN

– Tragen Sie Cremerouge mit dem Schwämmchen oder mit den Fingerspitzen auf. Puderrrouge sollte mit einem professionellen, dicken Pinsel aufgetragen werden, der weiche, abgerundete Borsten hat. (Mit den Pinseln, die dem Produkt beiliegen, läßt sich das Rouge meist schlecht verteilen; sie sind normalerweise zu klein und quadratisch geformt.) Im Notfall können Sie Puderrouge auch mit einem Wattebausch auftragen.

– Ein Trick fürs Auftragen von Creme- oder Puderrouge: Lächeln Sie, und geben Sie das Rouge kreisend auf die apfelförmige Rundung der Wangen. Verwischen Sie die Farbe dann nach oben und außen, bis keine Ränder mehr darauf hinweisen, wo das Rouge beginnt und endet.

– Rouge ist eine Sache der Ausgewogenheit. Die Farbe sollte sich an keiner Stelle konzentrieren. Das Ziel besteht darin, dem ganzen Gesicht einen sanften Schimmer zu verleihen.

– Zuviel Farbe erwischt? Kein Problem. Stäuben Sie losen oder Kompaktpuder auf, um das Rouge zu mattieren.

– Achten Sie darauf, daß kein Rouge in die Haare kommt (bei blonden Frauen auf Anhieb sichtbar). Ein Tip aus dem Abschnitt über Puder: Bestäuben Sie vor dem Auftragen von Rouge die Schläfen am Haaransatz mit losem Puder, der mit der Quaste entfernt wird, wenn Sie fertig sind.

– Wenn Sie sich blaß vorkommen, tupfen Sie einfach einen Hauch Rouge auf Schläfen, Stirn und Kinn. Auch hier gilt wieder: sorgfältig verwischen, so daß niemand auf die Idee käme, Sie hätten der Natur nachgeholfen.

HABEN SIE IHR ROUGE AUFGEBRAUCHT ODER ZU HAUSE VERGESSEN? TUPFEN SIE ETWAS LIPPENSTIFT AUF IHRE WANGEN, UND VERREIBEN SIE DIE FARBE MIT DEN FINGERN – FERTIG! FARBIGER LIPGLOSS IST AN FEUCHTEN TAGEN EIN PHANTASTISCHER ERSATZ. DER SCHIMMERNDE GLANZ GIBT DEM UNGESCHMINKTEN GESICHT EIN TAUFRISCHES AUSSEHEN.

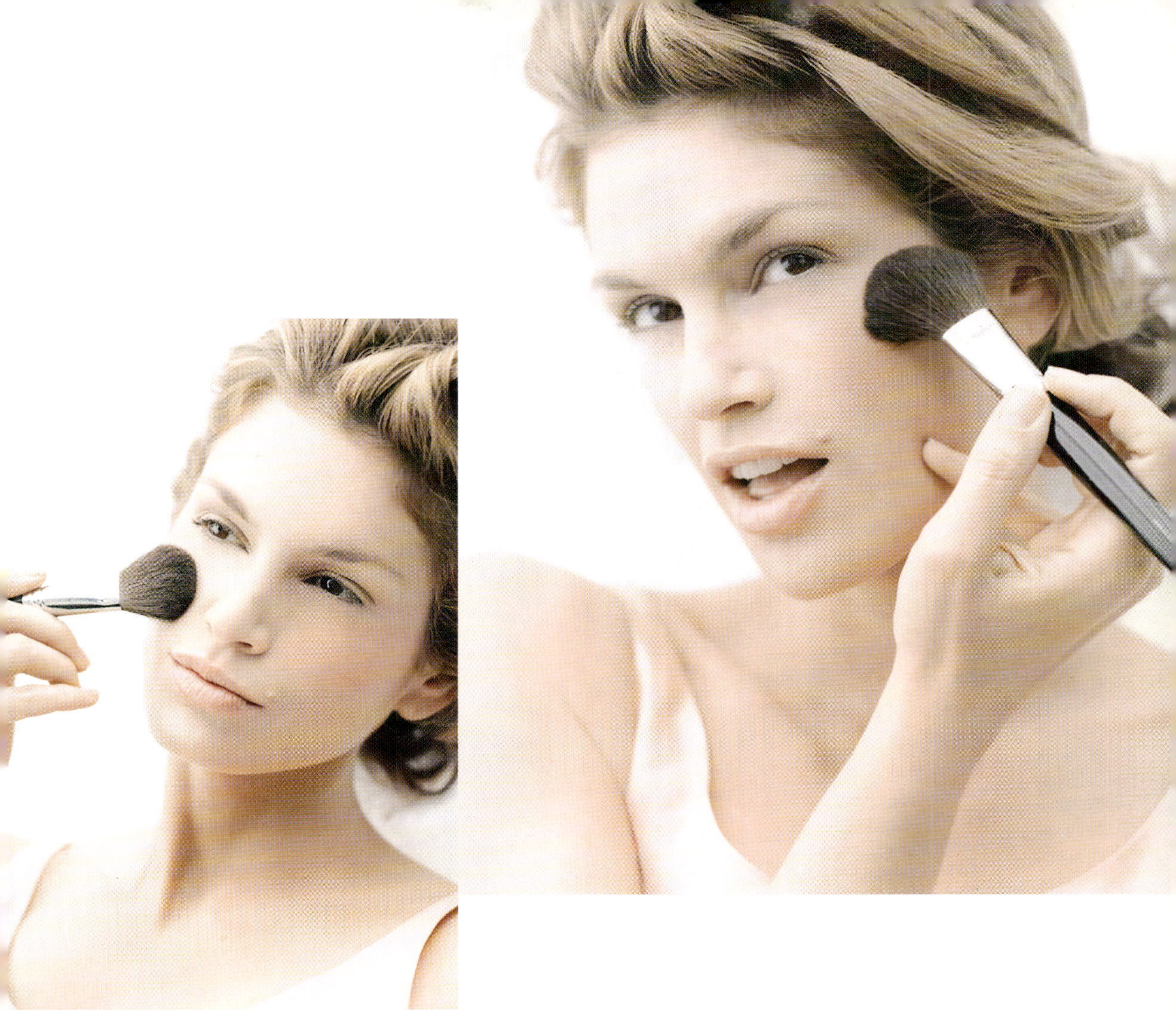

DAS GANZE GESICHT SOLL STRAHLEND ERSCHEINEN.

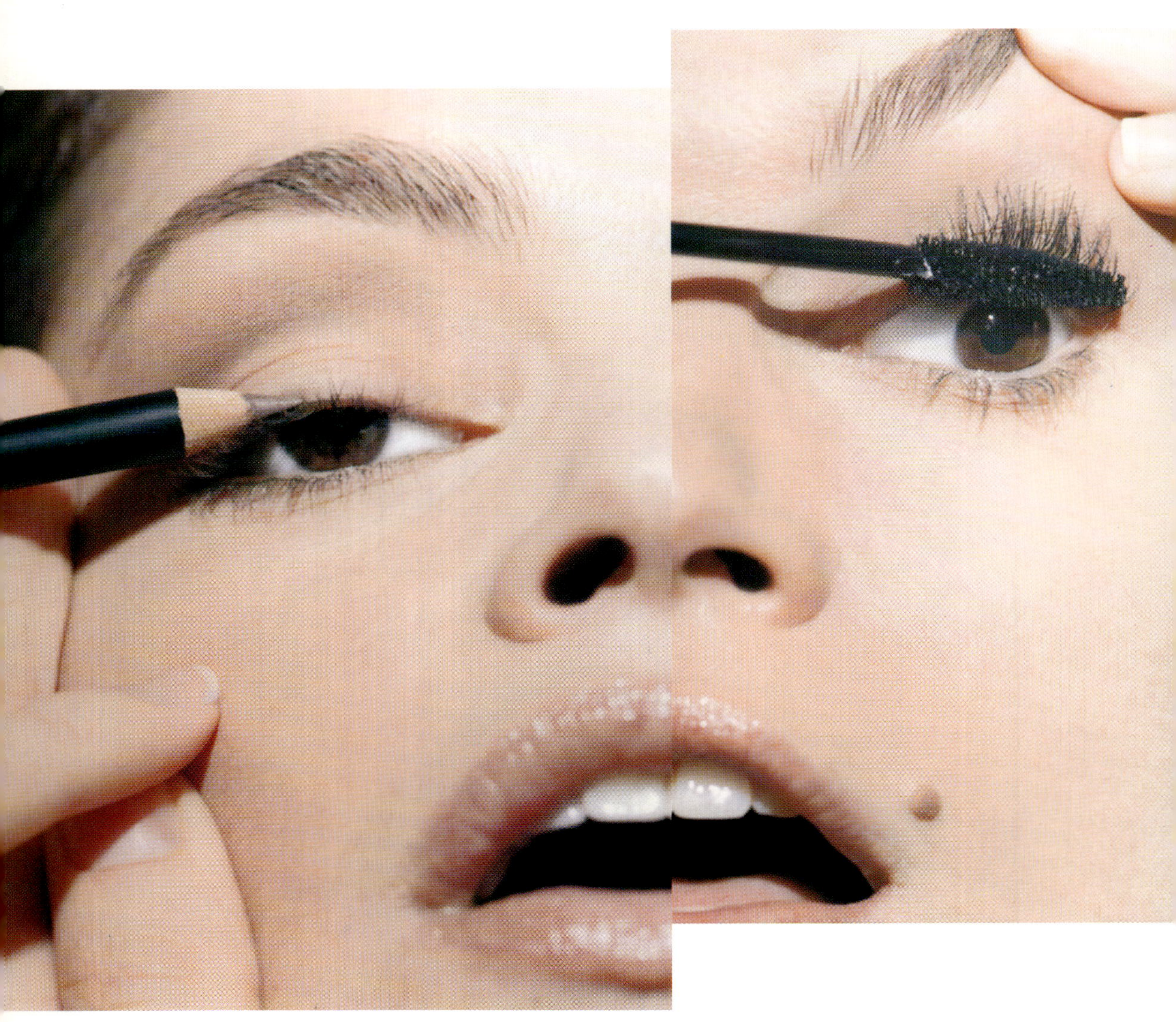

STRAHLEND SCHÖNE

FRAUEN, DIE SICH NICHT VON DER VIELFALT DES AUGEN-MAKE-UPS EINSCHÜCHTERN ODER VERWIRREN LASSEN, SIND EINE SELTENHEIT. UND DAS IST KEIN WUNDER, DENN DAZU IST NICHT NUR EIN EINFACH ANZUWENDENDES PRODUKT WIE BEI DER TEINT-GRUNDIERUNG ODER BEIM ROUGE NOTWENIG. DA IST DIE WIMPERNTUSCHE (ODER MASCARA), DER AUGENBRAUENSTIFT, KHOL-KAJAL ODER EYELINER FÜR DEN LIDSTRICH, GANZ ZU SCHWEIGEN VON EINER GANZEN PALETTE VON LIDSCHATTEN: EINEN FÜRS LID, EINEN ZWEITEN FARBTON FÜR DIE LIDFALTE UND EINEN DRITTEN FÜR DEN WIMPERNRAND. WER WÄRE ANGESICHTS SO VIELER PRODUKTE NICHT ÜBERWÄLTIGT? ABER ES LOHNT SICH, NICHT KLEIN BEIZUGEBEN. MIT WENIGEN SCHRITTEN, DIE AUF IHRE INDIVIDUELLE AUGENFORM ABGESTIMMT SIND, KÖNNEN SIE IHR GESICHT MERKLICH UND AUF SUBTILE WEISE VERÄNDERN. SCHLIESSLICH SIND IHRE AUGEN DAS AUFFALLENDSTE MERKMAL IHRES GESICHTS: SIE SPRECHEN, OHNE EIN WORT ZU SAGEN.

AUGENBLICKE

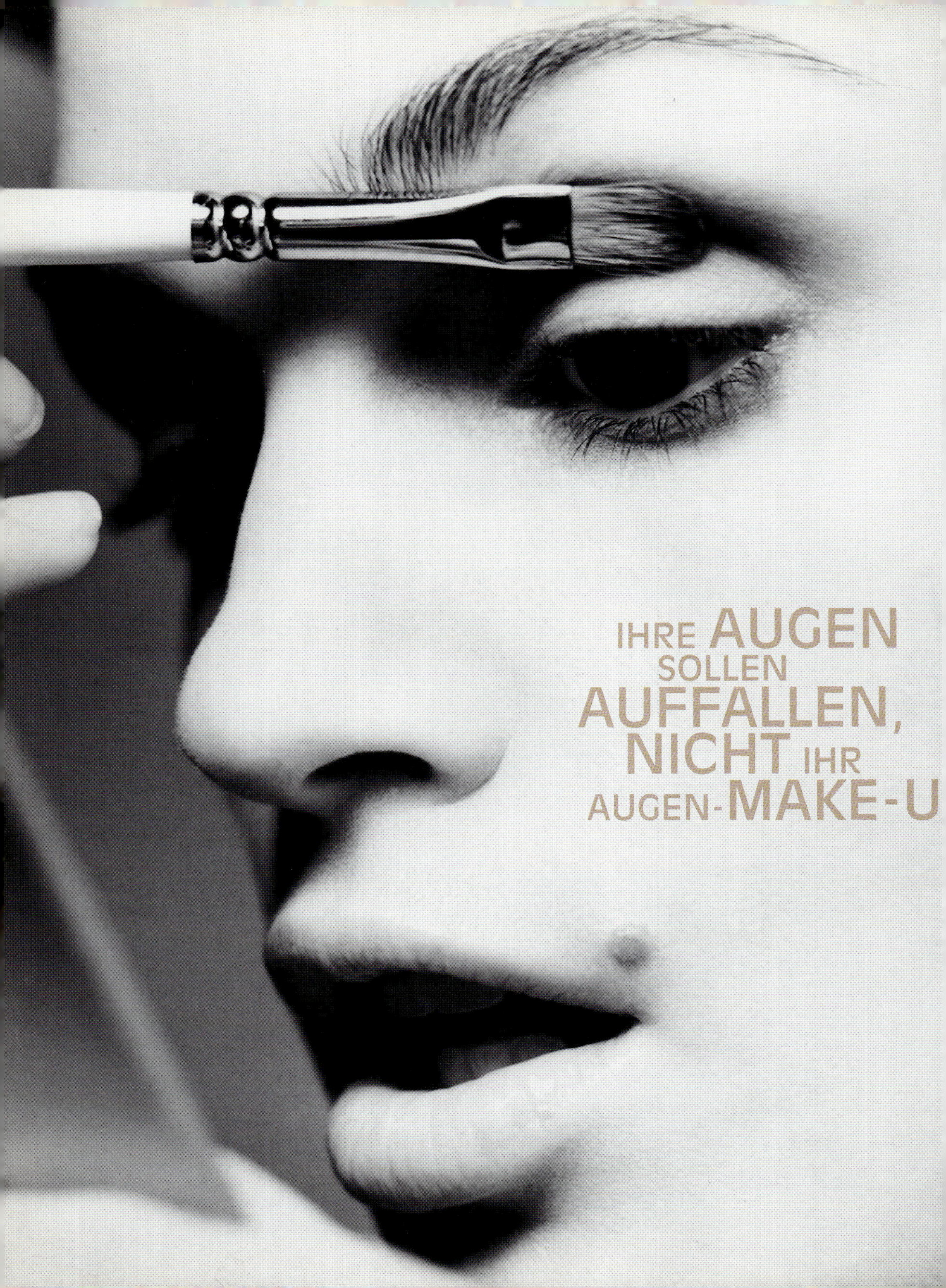

IHRE AUGEN SOLLEN AUFFALLEN, NICHT IHR AUGEN-MAKE-U

FANGEN SIE EINFACH AN

Beschränken Sie sich zunächst auf das für Sie Wichtigste. Beginnen Sie mit dem Element, an dem Ihnen besonders viel liegt, und fügen Sie Ihrem Augen-Make-up dann nach Bedarf schrittweise das eine oder andere hinzu. Für mich ist die Wimperntusche am wichtigsten. Damit kann ich die Augen in Nullkommanichts betonen, auch wenn ich sonst kein weiteres Augen-Make-up trage. Vielleicht geht es Ihnen mit dem Lidstrich oder Lidschatten in einer zarten Farbe so. Denken Sie daran: Es gibt hier keine eisernen Regeln. Wenn Sie mehr als ein Minimum an Augen-Make-up auflegen wollen, dann ist die Wechselwirkung zwischen Augenform, Tiefe und Kontur entscheidend. Bauen Sie Ihr Augen-Make-up Schritt für Schritt auf, und wichtiger noch: Nehmen Sie sich die Zeit zu experimentieren und herauszufinden, was Ihnen am besten steht.

PROFI-TIP

WENN SIE EIN AUGEN-MAKE-UP MIT ALLEM DRUM UND DRAN PLANEN – WIMPERNTUSCHE, LIDSCHATTEN, AUGENBRAUENSTIFT UND EYELINER/KHOL-KAJAL –, DANN SOLLTEN SIE DIE AUGEN VOR ALLEM ANDEREN SCHMINKEN. DENKEN SIE AN DEN TIP, LOSEN PUDER UNTER DIE AUGEN ZU STÄUBEN, UM EINEM PATZER ODER AUCH ZWEIEN VORZUBEUGEN! JE MEHR AUGEN-MAKE-UP SIE VERWENDEN, DESTO GRÖSSER DIE GEFAHR ZU KLECKSEN, UND SO MÜSSEN SIE WENIGSTENS NICHT DAS GESAMTE GESICHT »ERNEUERN«!

LIDSCHATTEN

Ein natürliches Make-up sollte immer gelingen. Das gilt insbesondere für den Lidschatten. Da jeder Mensch eine andere Augenform hat, gibt es keine allgemein gültige Schmink-technik (Sonia hat das Augen-Make-up auf drei grundlegende Vorgänge reduziert, die sich kombinieren lassen, was ideal ist). Noch ein Geheimtip, der sich bei mir hervorragend bewährt: Ich vermeide kräftige Farben und bleibe bei neutralen Brauntönen. Warum? Weil man damit kaum etwas falsch machen kann. Selbst wenn das Augen-Make-up nicht perfekt ist, bemerkt es niemand.

WAS ES IM HANDEL GIBT

Sie können matte oder glänzende Lidschatten kaufen. Matte wirken dezenter, und oft läßt sich sicherer mit ihnen arbeiten. Hüten Sie sich vor Glimmerlidschatten in auffallenden Farben, wenn Ihre Augenlider nicht mehr taufrisch sind: Sie heben die Unebenheiten der Haut hervor.

PUDERLIDSCHATTEN UND CREMEPUDER. Das sind die beliebtesten Arten. Cremepuder ist ein wenig fester in der Konsistenz. Beide werden mit Pinsel oder Applikator aufgetragen und eignen sich auch für größere Flächen.

STIFTE. Eine weitere beliebte Form. Stifte sind farbintensiver und können auch als Eyeliner verwendet werden. (Mehr darüber später im Abschnitt über Schminkstifte.)

CREME. Heute weniger gebräuchlich als früher. Wird in Tuben und Töpfchen angeboten. Cremes lassen sich schwerer auftragen, weil sie leicht verwischen und nicht so lange haften. Sie müssen zum Fixieren mit losem Puder überstäubt werden. (Klar, daß diese Form nicht zu den beliebtesten gehört!)

FARBWAHL

Es ist nichts dagegen einzuwenden, mit Farben zu experimentieren, aber für ein natürliches Make-up empfiehlt es sich, dezente Schattierungen zu wählen. Dazu gehören alle Nuancen zwischen Vanille und Mandel, mittelkräftige Töne wie Taupe und Terracotta, aber auch die tiefbraunen wie Kaffee oder Espresso. Vielleicht nehmen Sie Ihre Haarfarbe als Orientierunghilfe. Rothaarigen steht beispielsweise ein Ziegelbraun besonders gut, während Brünetten Mokkabraun schmeichelt. Wie viele Schattierungen Sie brauchen, hängt ganz von Ihrem Geschmack und der Technik ab. Wenn Sie meinen, daß Sie die zwei oder drei Farben wirklich benutzen, die in einer vom Hersteller zusammengestellten Lidschatten-Kollektion angeboten werden, dann greifen Sie ruhig zu. Andernfalls kaufen Sie die Farben, die Ihnen gefallen, einzeln.

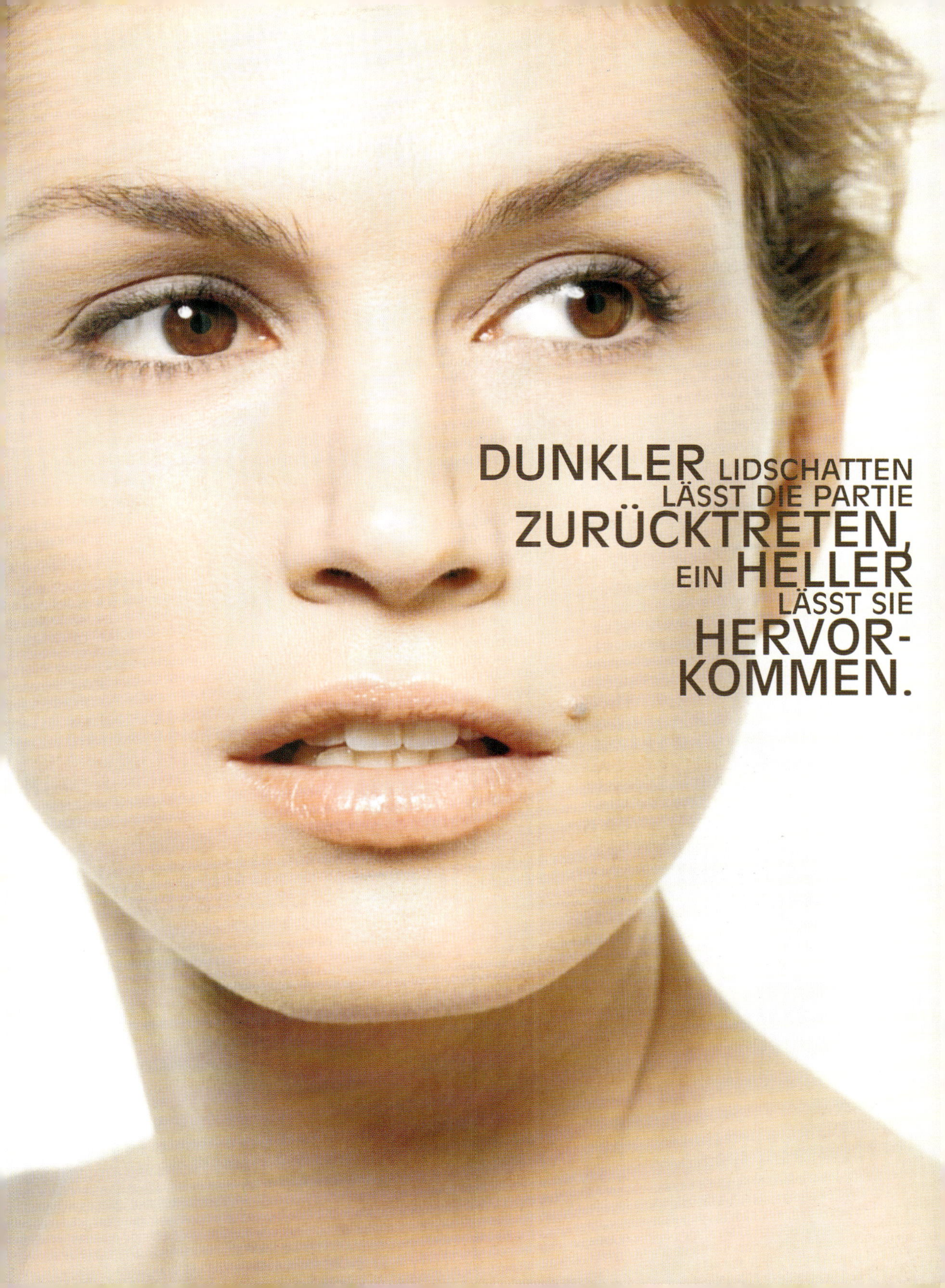

DUNKLER LIDSCHATTEN
LÄSST DIE PARTIE
ZURÜCKTRETEN,
EIN HELLER
LÄSST SIE
HERVOR-
KOMMEN.

DREI KOMBINATIONS-TECHNIKEN ZUM AUFTRAGEN VON LIDSCHATTEN

Jede der Techniken kann für sich alleine oder in Kombination mit den anderen angewendet werden (siehe Schminktips in der Übersicht der individuellen Augenformen).

1. EINEN HAUCH FARBE AUF DEM GESAMTEN LID VERTEILEN

Die grundlegendste (und einfachste) Technik. Mit einem dicken Lidschattenpinsel beginnen Sie am Wimpernrand und tragen die Farbe bis knapp über die Lidfalte auf, wobei Sie immer nach oben und außen verwischen. Wenn Sie den Augenbereich optisch vergrößern wollen, nehmen Sie einen hellen Farbton, wenn Sie ihn verkleinern möchten, einen mittleren.

2. MITTLEREN FARBTON IN DIE LIDFALTE GEBEN

Damit schaffen Sie Tiefe, was wiederum Ihre Augen hervorhebt. Mit einem mittelstarken Lidschattenpinsel folgen Sie der natürlichen Kontur der Lidfalte. Achten Sie darauf, den Lidschatten leicht über die Augenfalte hinaus aufzutragen (aber nicht auf den Brauenbogen), so daß man ihn bei geöffnetem Auge sehen kann. Die Schattierung darf in Richtung der äußeren Außenwinkel kräftiger werden, um sie zusätzlich zu konturieren, sollte aber nicht über den natürlichen Winkel hinausgehen.

3. DUNKLE FARBE AM WIMPERNRAND AUFTRAGEN

Damit schaffen Sie Kontur. Mit einem Khol- oder Kajalstift oder dem feinsten Lidschattenpinsel ziehen Sie eine leicht verwischt aussehende Linie entlang des oberen oder unteren Wimpernrands – oder an beiden. Damit betonen Sie die Augenform, und die Wimpern wirken dichter. Die Linie sollte an den äußeren Augenwinkeln am dicksten und an den Innenwinkeln kaum noch sichtbar sein.

AUFTRAGEN

– Wenn Sie mit mehr als einer Farbe arbeiten, fangen Sie mit der hellsten Schattierung an.

– Um optimale Ergebnisse zu erzielen, sollten Sie Pinsel von guter Qualität benutzen. Bevor Sie Lidschatten auftragen, schnippen Sie mit Daumen und Zeigefinger gegen den Pinsel, um überschüssige Farbe zu entfernen. Während der Arbeit tupfen Sie die Pinsel auf einem Papiertuch ab. Diese Technik hilft Ihnen auch beim Verwischen der Farben.

– Achten Sie darauf, daß die Farben nahtlos ineinander übergehen.

– Tragen Sie keinen Lidschatten im inneren Augenwinkel auf, es sei denn, Sie haben weit auseinanderstehende Augen. Dadurch rücken die Augen optisch zusammen.

– Das Augen-Make-up zum Fixieren immer abpudern.

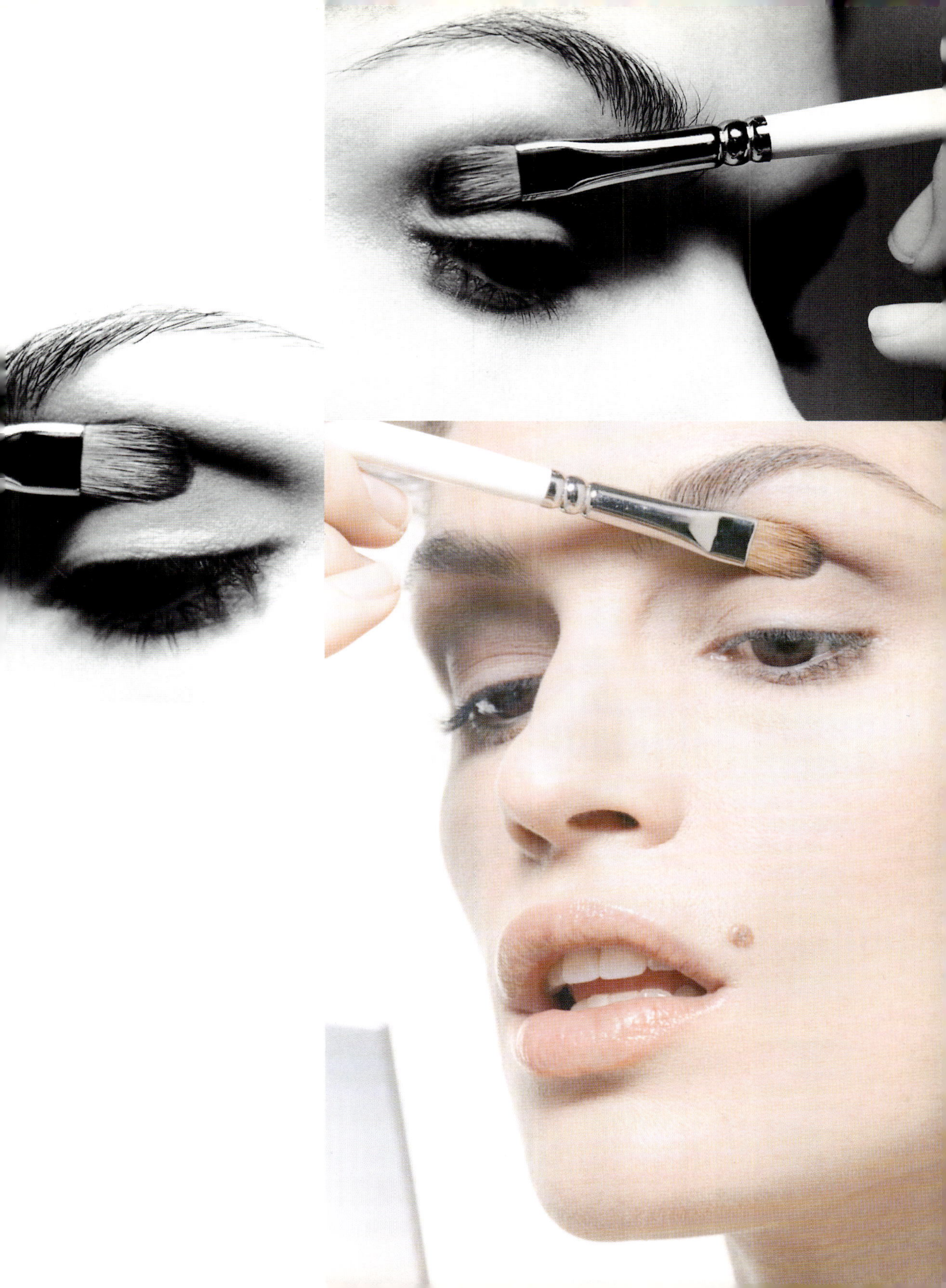

AUGENFORMEN UND SCHMINKTIPS

Augen sind ausdrucksvoll, sehr individuell und verraten viel über Ihre Persönlichkeit. Deshalb sollten Sie Ihre Augenform noch einmal überprüfen, bevor Sie Lidschatten und/oder Khol- oder Kajalstift verwenden. Wenn Sie Ihre Augenpartie genau unter die Lupe nehmen, können Sie leichter bestimmen, wo Sie Tiefe schaffen müssen (mit dunkleren Farbtönen) und welche Bereiche Sie hervorheben sollten (mit helleren Schattierungen).

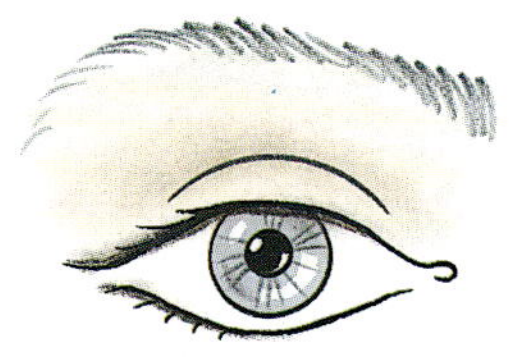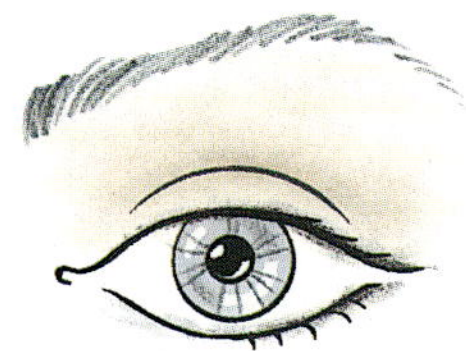

MANDELAUGEN
Sie sind am einfachsten zu schminken. Kombinieren Sie die drei Techniken nach Lust und Laune.

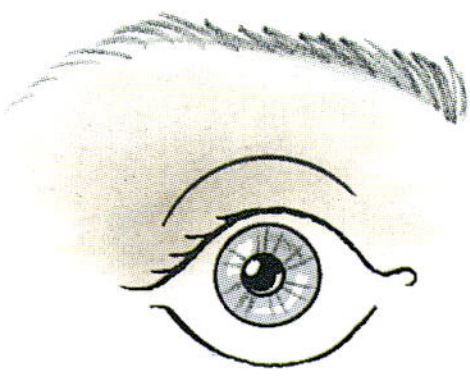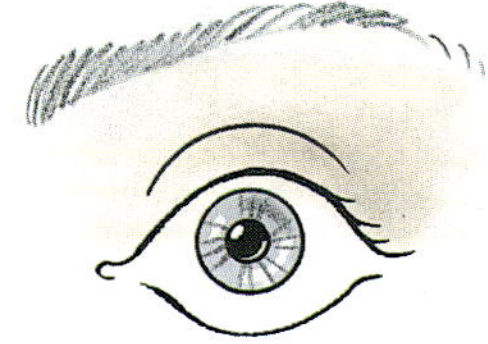

RUNDE AUGEN
Um runde Augen optisch zu verlängern, tragen Sie mittleren oder dunklen Lidschatten auf das äußere Drittel des Augenlids auf. Verzichten Sie darauf, den unteren Wimpernrand durch einen Lidstrich zu betonen (weil die runde Form dadurch hervorgehoben wird).

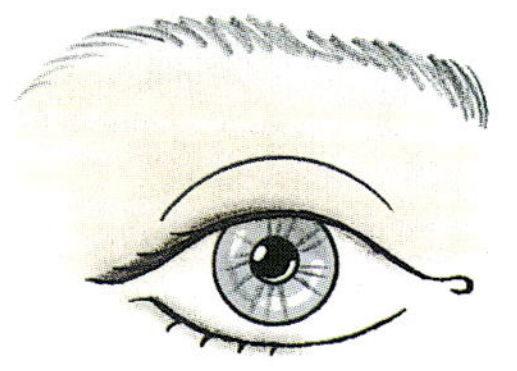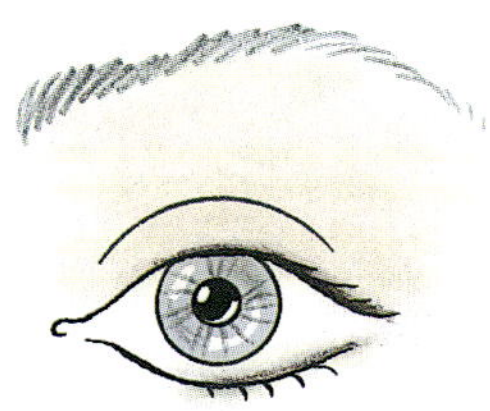

TIEFLIEGENDE AUGEN
Um tiefliegende Augen optisch hervorzuholen, tragen Sie eine helle Farbe wie Vanille auf das gesamte Augenlid auf. Verzichten Sie auf Lidschatten in der Lidfalte, und betonen Sie statt dessen den Wimpernrand.

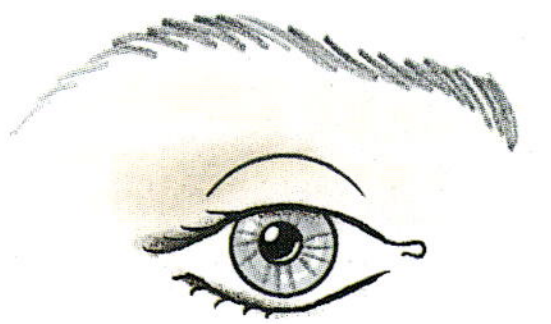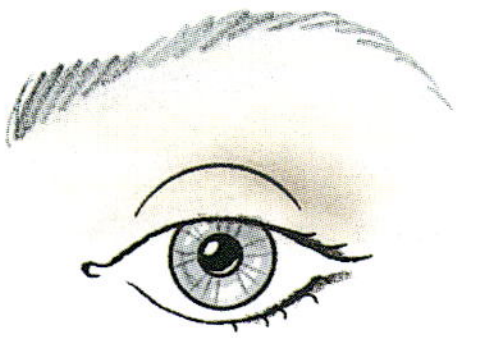

KLEINE AUGEN
Kleine Augen wirken größer, wenn Sie dunkle Farben meiden. Wählen Sie eine mittlere Schattierung, um die Konturen der Lidfalte hervorzuheben, und betonen Sie die Außenwinkel.

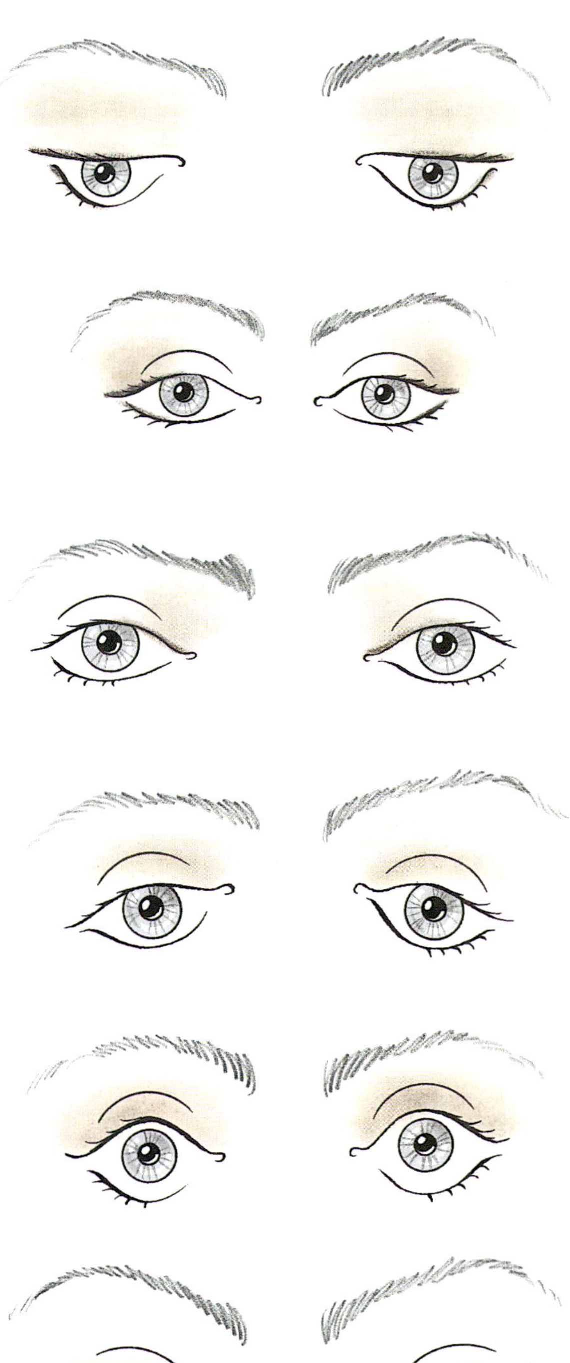

SCHLUPFLIDER

Ähnlich wie bei tiefliegenden Augen konzentrieren Sie sich darauf, den Wimpernrand zu betonen. Wählen Sie außerdem einen mittleren Farbton als Lidschatten, der knapp oberhalb der Lidfalte endet, um den Brauenbogen weicher erscheinen zu lassen. Verzichten Sie auf helle Farben; sie akzentuieren nur die fleischigen Teile des Lids.

ENGSTEHENDE AUGEN

Um den Blick des Betrachters nach außen zu lenken, tragen Sie Lidschatten in einem mittleren bis dunklen Farbton auf das äußere Drittel des Augenlids auf.

WEIT AUSEINANDERSTEHENDE AUGEN

Um die Augen optisch zusammen-zurücken, konzentrieren Sie die Aufmerksamkeit auf den Innenwinkel des Augenlids. Die äußeren Partien bleiben unbetont.

HÄNGELIDER

Richten Sie das Augenmerk auf die Lider statt auf den Wimpernrand. Verzichten Sie auf einen Lidstrich, der das Hängelid zusätzlich betonen würde.

VORSTEHENDE AUGEN

Um vorstehende Augen optisch zurück-treten zu lassen, geben Sie einen Tupfer Lidschatten in einer matten, mittleren Farbe auf das ganze Lid; die Lidfalte bleibt unbetont.

SCHRÄGSTEHENDE AUGEN

Betonen Sie Wimpernrand und Außenwinkel. Versuchen Sie nicht, optisch Tiefe zu schaffen, indem Sie die Lidfalte nachziehen; das würde unnatürlich wirken.

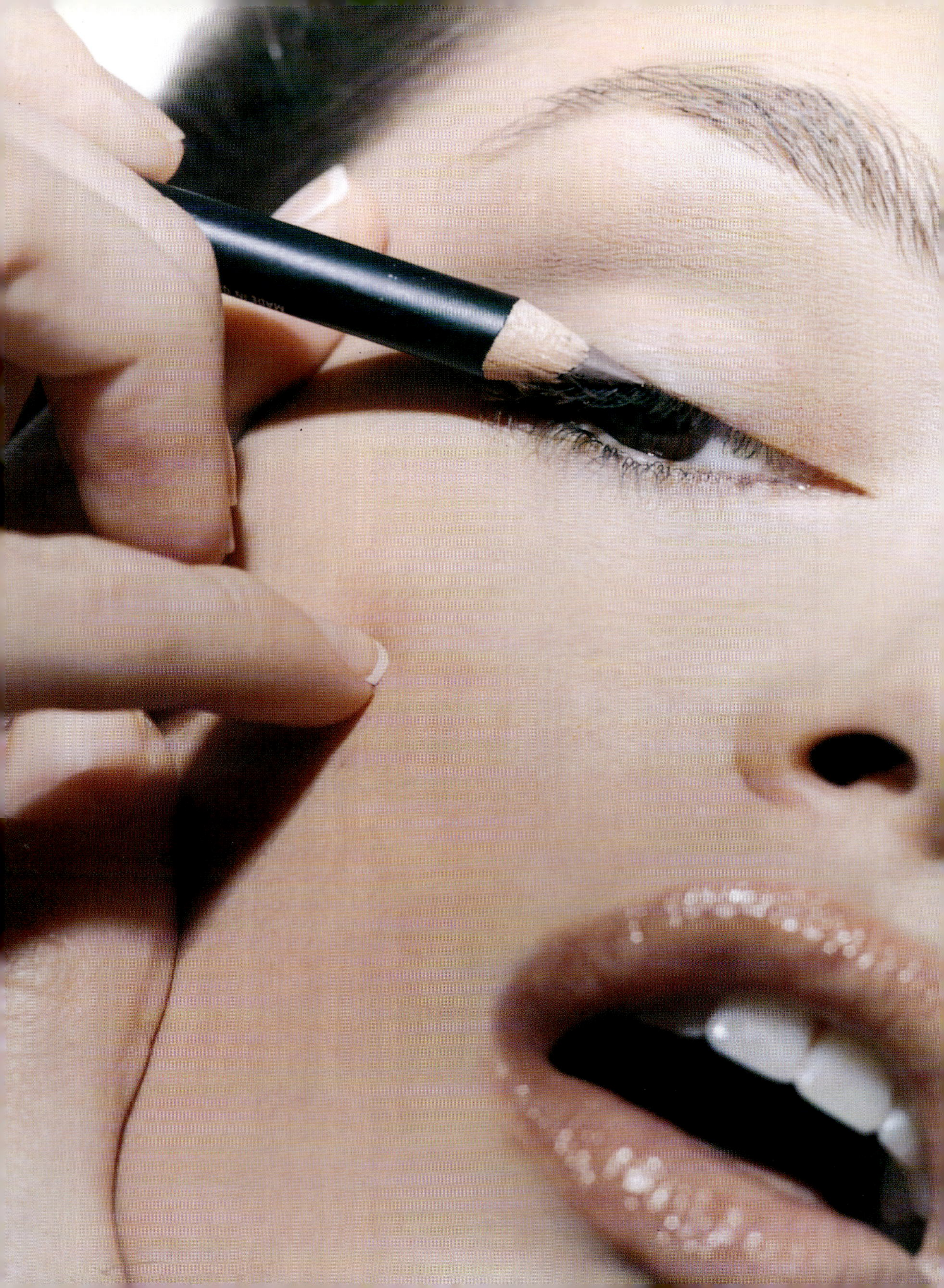

KHOL- UND KAJALSTIFTE

Wenn Sie nicht wie ein Vamp aussehen wollen, brauchen Sie keinen flüssigen Eyeliner. (Ich verzichte von vornherein darauf, weil meine Hand nicht ruhig genug ist.) Um die Wimperntusche optisch abzurunden, verwende ich jedoch manchmal Khol- oder Kajalstifte. Sie sind einfach anzuwenden und sehen tausendmal natürlicher aus.

BLICKFÄNGER:

1. WÄHLEN SIE NEUTRALE, SANFTE FARBEN
Manche Farben haben es in sich, und ein reines Schwarz kann sehr hart wirken. Wählen Sie lieber Braun- und Grautöne oder ein Braun- oder Grauschwarz. Dem Braun können Sie immer noch etwas Schwarz hinzufügen, um die Farbwirkung zu intensivieren.

2. VERWENDEN SIE EINEN SANFT GESPITZTEN, WEICHEN STIFT
Obwohl es widersprüchlich klingen mag, sollten Sie mit einer leicht abgestumpften, weichen Spitze arbeiten (halten Sie den gespitzten Stift beispielsweise kurz über eine Streichholzflamme). Mit einer harten Spitze können Sie sich verletzten, und außerdem erhalten Sie damit nicht die breitere Linie, die Sie zum Verwischen des Lidstrichs brauchen.

3. BENUTZEN SIE STIFTE AUF DEM EINGECREMTEN AUGENLID
Dadurch läßt sich der Lidstrich viel leichter verwischen. Als Feuchtigkeitsspender kann die Teint-Grundierung oder eine spezielle Augencreme dienen. Ziehen Sie den Strich nicht mit Druck, um ein Zerren der empfindlichen Haut zu vermeiden, sondern setzen Sie den Stift sanft an den gewünschten Stellen auf.

4. VERWISCHEN SIE DIE LINIE
Die Linie sollte nicht als solche sichtbar sein. Ziehen Sie den Lidstrich so dicht wie möglich am Wimpernrand, und verwischen Sie ihn anschließend mit Pinsel oder Schwämmchen. Vergessen Sie nicht, den Pinsel zwischendurch zu säubern, um ihn gezielter einsetzen zu können.

5. ZIEHEN SIE HAUCHDÜNNE STRICHE
Mit dem Khol- oder Kajalststift sollen Sie Ihre Augen betonen und keine dicken Balken malen. Ganz gleich, ob am oberen oder unteren Lidrand oder an beiden – ein hauchdünner Strich genügt.

6. FIXIEREN SIE DIE LINIE MIT PUDER
Da Khol- und Kajalstift eine cremige Konsistenz haben, müssen sie abgepudert werden. Andernfalls kann der Lidstrich verlaufen oder ungleichmäßig verblassen.

NIE DAS GANZE AUGE UMRANDEN – DAS WIRKT SCHWER UND LÄSST DAS AUGE KLEINER ERSCHEINEN.

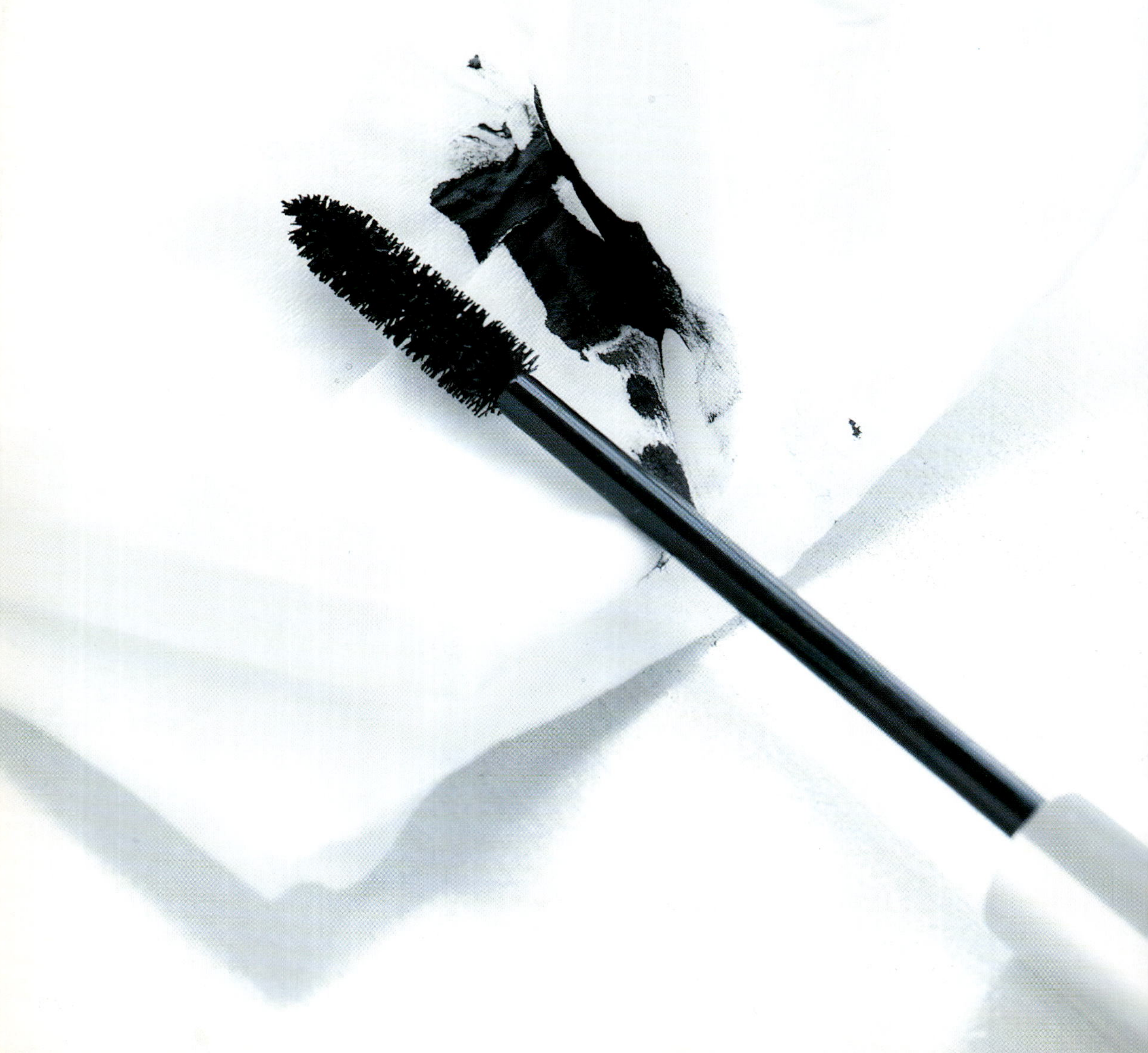

SCHWARZE MASCARA IST
WIE DAS »KLEINE SCHWARZE«:
SIE STEHT JEDER FRAU.
WER ES SANFTER MAG, WÄHLT
SCHWARZBRAUN.

WIMPERN

Die Frau, die nicht von langen, schönen Wimpern träumt, hatte vermutlich das Glück, damit geboren zu sein. Dichte Wimpern lassen das Auge größer erscheinen, und wenn Sie zusätzlich noch Mascara benutzen, wirkt es auf Anhieb strahlend. Nehmen Sie sich für das Tuschen der Wimpern Zeit; es lohnt sich. Ich trage die Wimperntusche beispielsweise mehrmals hauchdünn auf, statt in einer dicken Schicht, die die Wimpern leicht verkleben läßt. Eines ist absolut sicher: Zum Augen-Make-up gehört immer Mascara.

MASCARA

Im Gegensatz zum restlichen Augen-Make-up sind gut getuschte Wimpern nicht so sehr von der Wahl der Farbe (schwarz steht allen) oder der Art des Produkts abhängig (wasserfest oder wimpernverlängernd). Wenn Sie die Wimperntusche gefunden haben, die Ihnen zusagt, liegt es nur noch an der richtigen Technik.

AUFTRAGEN

– Streifen Sie das Spiralbürstchen vor Gebrauch an einem Kosmetiktuch ab. Damit entfernen Sie Klumpen, die sonst an den Wimpern kleben bleiben würden.

– Während des Tuschens ziehen Sie das Augenlid sanft mit dem Ringfinger nach oben. So gelangen Sie mit dem Bürstchen dichter an den Wimpernansatz.

– Um optimale Ergebnisse zu erzielen, sollten Sie die Mascara zwischen den einzelnen Schichten trocknen lassen. Dadurch wirken die Wimpern dichter und länger.

– Trennen Sie zusammengeklebte Wimpern mit einem Wimpernkämmchen oder -bürstchen.

– Wenn die Wimperntusche dunkle Ringe unter den Augen hinterläßt, liegt das nicht unbedingt an der Produktqualität, sondern kann alle möglichen anderen Ursachen haben – angefangen bei langen, aufliegenden Wimpern bis hin zu stark fettender Haut unter den Augen. Versuchen Sie es mit einem wasserfesten Produkt. Dunkle Ringe lassen sich von Haus aus vermeiden, wenn Sie die unteren Wimpern beim Tuschen aussparen. Ziehen Sie statt dessen eine hauchdünne, verwischte Linie mit Khol oder Kajal.

– Stäuben Sie zwischen den einzelnen Schichten losen Puder auf die Wimpern, damit sie dichter und länger wirken. Achten Sie darauf, daß der Puder von der letzten Tuscheschicht vollständig bedeckt ist.

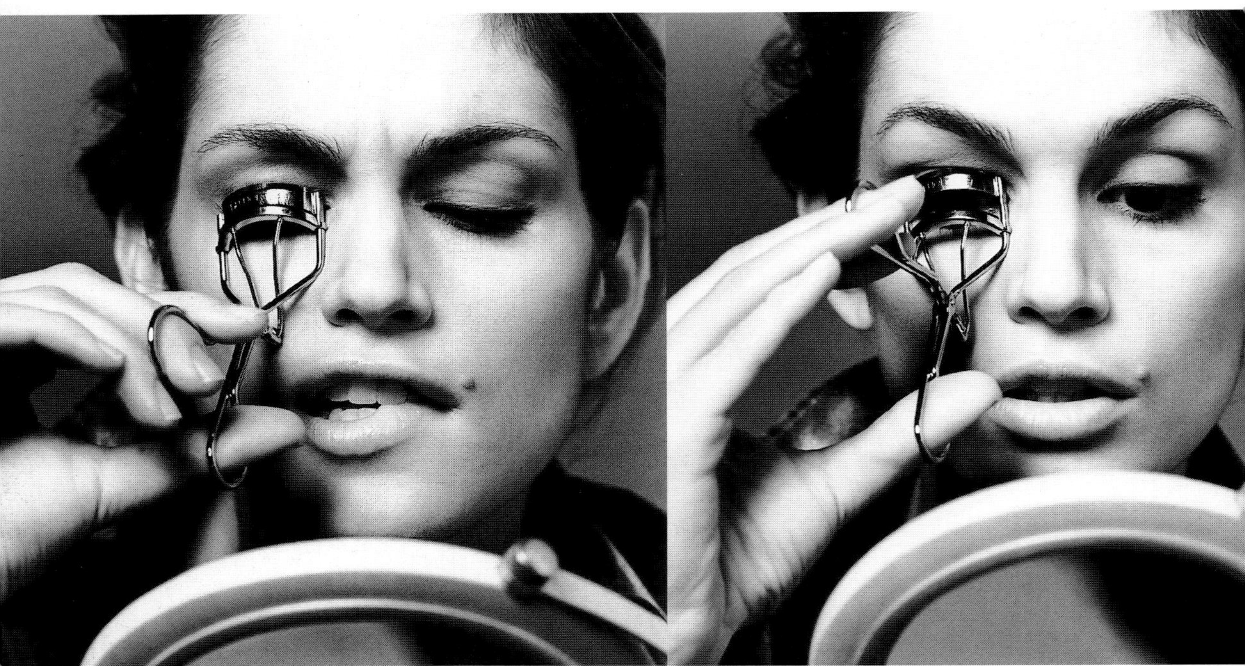

WIMPERNZANGE

Ungeachtet dessen, ob Sie Ihre Wimpern tuschen oder nicht, sollten Sie eine
Wimpernzange benutzen. Der Wirkung spricht für sich. Geschwungene Wimpern wirken
länger und lassen das Auge größer erscheinen. (Das gilt vor allem für Frauen, deren
Wimpern gerade nach unten wachsen.) Setzen Sie die Wimpernzange möglichst dicht am
Wimpernrand an, und drücken Sie sie mehrmals zusammen. Dann setzen Sie die Zange
weiter vorne, am Wimpernende, an, damit sie eine natürliche Biegung nach oben
erhalten. Die Wimpernzange sollte immer vor dem Tuschen benutzt werden.

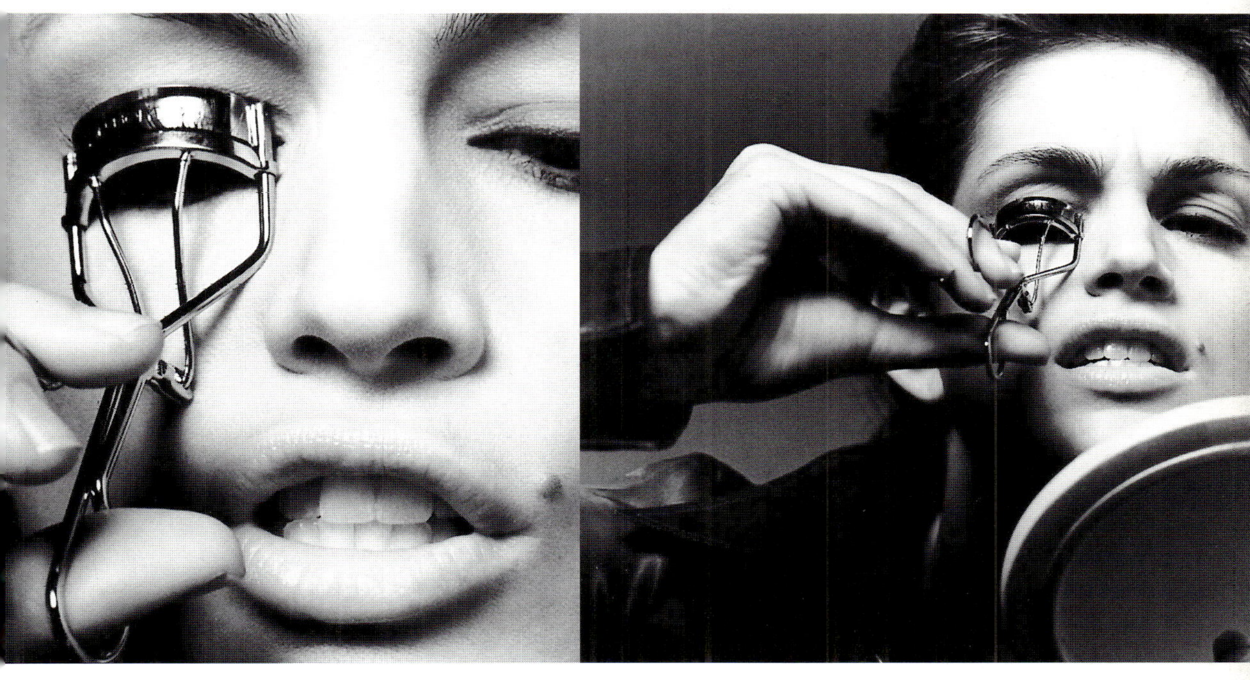

WENN SIE KEINE WIMPERNTUSCHE BENUTZEN, MÜSSEN SIE DEN PUDER ENTFERNEN, DER AUF DIE
WIMPERN GEFALLEN IST. GEBEN SIE EINFACH EINEN TUPFER VASELINE ODER FARBLOSEN LIPGLOSS
ZWISCHEN DAUMEN UND ZEIGEFINGER, UND MASSIEREN SIE DAMIT IHRE WIMPERN. AUF DIESE WEISE
VERSCHWINDEN PUDERSPUREN, UND DIE WIMPERN ERHALTEN EINEN SANFTEN GLANZ.

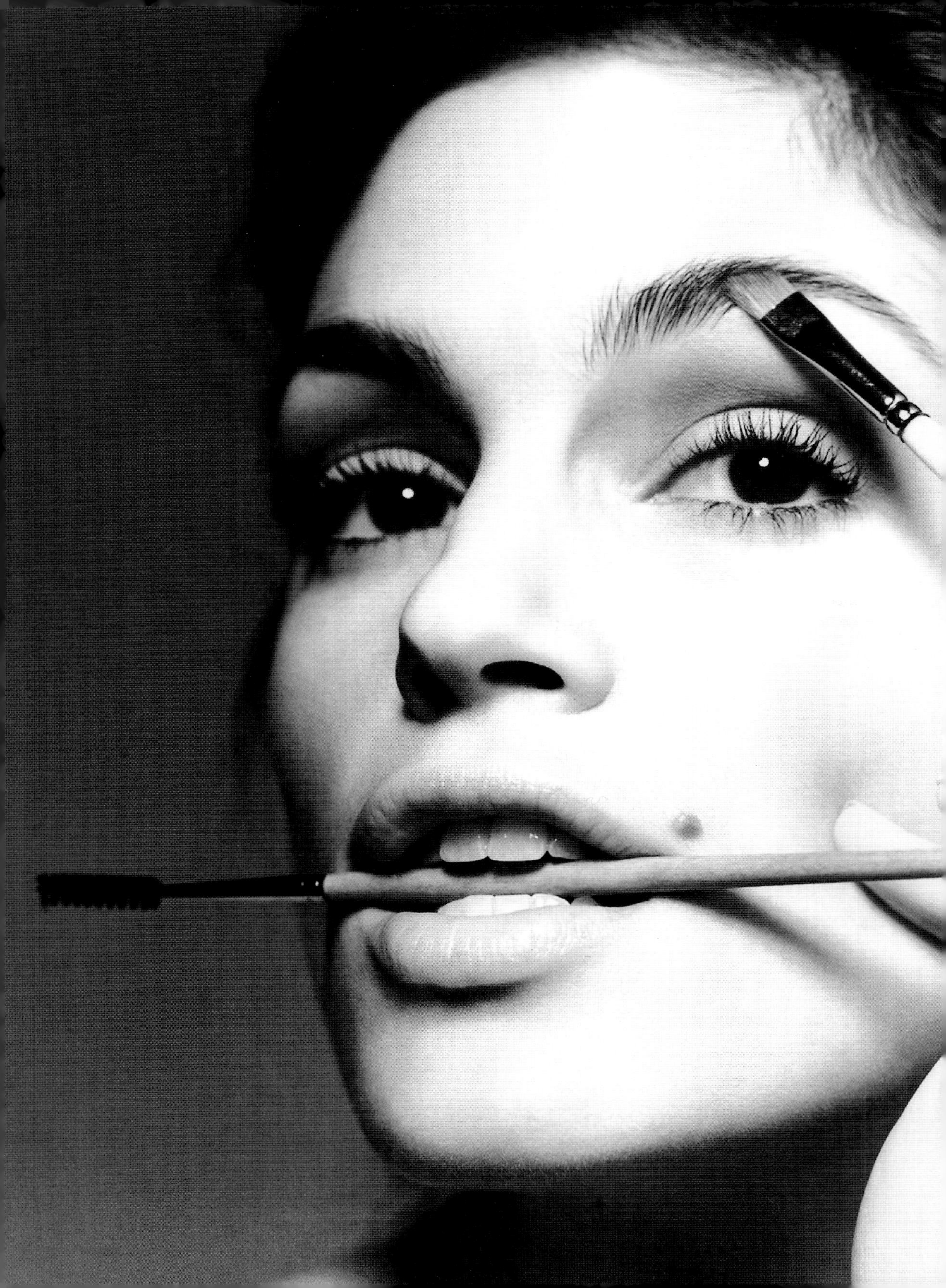

AUGENBRAUEN

Mein Make-up beginnt (im Fotostudio wie auch privat) in aller Regel mit dem Griff nach der Pinzette. Wenn es etwas zu zupfen gibt, bleibt Zeit, damit die Rötung abklingt. Die Pflege der Augenbrauen ist für mich genauso wichtig wie das Haarekämmen. Das mag übertrieben klingen, aber es stimmt. Augenbrauen rahmen die Augen ein und bestimmen den Ausdruck des gesamten Gesichts. Sie haben die Macht, Ihre Augen größer oder kleiner erscheinen zu lassen. Sie bilden außerdem das Fundament für Ihren Schminkstil – denken Sie an die unterschiedliche Wirkung, die bleistiftdünne und sehr dichte Augenbrauen auf den Betrachter haben. Deshalb sollte man sie weder ignorieren noch ihre Pflege vernachlässigen. Das mindeste ist für mich, sie mit dem Kämmchen in Form zu bringen oder mit den Fingern hochzustreichen. (Besonders nachdem ich einen Rollkragenpullover über den Kopf gestreift habe.)

PFLEGEN UND BETONEN

Nicht alle Augenbrauen erfordern ein gleich hohes Maß an Aufmerksamkeit. Manche müssen nur gebürstet werden, bei anderen gilt es, das eine oder andere Härchen zu zupfen. Manche Brauen erfordern allerdings eine aufwendigere Pflege. Wenn Ihre Brauenhärchen von Natur aus nach unten gerichtet sind oder regelmäßig kreuz und quer stehen, sprühen Sie einfach Haarspray auf ein Bürstchen, um sie nach oben auszurichten – das hält.

Brauen können durch Stricheln optisch verdichtet werden, erstens, wenn sich zwischen den Härchen ständig oder zeitweilig eine kahle Stelle befindet, und zweitens, wenn Sie eine fülligere, klarer konturierte Brauenlinie vorziehen. Als Handwerkszeug brauchen Sie einen Augenbrauenstift oder Lidschatten. Wählen Sie eine Farbe, die ein wenig heller ist als Ihre Brauenhärchen. (Ja, Sie haben richtig gelesen. Vertrauen Sie dem Profi!) Stricheln Sie mit einem kleinen abgeschrägten Pinsel Farbe auf. Danach werden die Striche sorgfältig verwischt, um verräterische Spuren zu vermeiden. Und zum Schluß bürsten Sie die Augenbrauen noch einmal in Form.

EINE KAHLE STELLE KASCHIEREN

Es gibt keine Toupees für Augenbrauen. Wenn Sie eine sichtbare kahle Stelle haben, an der die nackte Haut durchscheint, nehmen Sie den Augenbrauenstift zur Hand; auch er sollte eine Nuance heller als Ihre Haare sein! Stifte haften besser auf der Haut als Puder und halten überdies länger. Darüber tragen Sie Lidschatten im gleichen Farbton auf. Damit werden die Striche fixiert und wirken natürlicher.

VORSICHT BEIM ZUPFEN – ENTFERNTE HÄRCHEN KANN MAN NICHT MEHR ANKLEBEN, UND ES DAUERT BIS ZU ACHT WOCHEN, BIS SIE NACHGEWACHSEN SIND.

IN FORM BRINGEN

WAS SIE ZUPFEN

Um herauszufinden, an welcher Stelle Ihre Brauen beginnen und enden sollten, wenden Sie folgenden Trick an: Halten Sie einen Bleistift oder ein Holzstäbchen an den Nasenflügel und senkrecht nach oben bis zur Braue. Dort, wo der Bleistift auf den Brauenbogen trifft (genau über dem inneren Augenwinkel), sollten die Härchen beginnen. Nun legen Sie den Stift diagonal an den Nasenflügel, so daß er am Außenwinkel des Auges endet. Dort, wo der Stift den Brauenbogen berührt, sollten die Härchen enden.

Die meisten Augenbrauen sehen mit einem leichten Schwung besser aus (auch wenn dieser kaum sichtbar ist). Markieren Sie die Härchen, die Sie entfernen wollen, vor dem Zupfen probeweise mit einem weißen Stift oder Puder. Auf diese Weise können Sie sich ein besseres Bild von der späteren Wirkung machen. Im allgemeinen reicht es aus, die unteren Härchen der Braue zu entfernen. Das Zupfen der oberen erfordert akribische Sorgfalt, um die natürliche Brauenform nicht zu verändern.

Versuchen Sie nicht, Ihre natürliche Brauenform grundlegend zu verändern. Wenn Sie dichte, dunkle Brauen haben, sollten Sie die Linie nicht bleistiftdünn zupfen. (Das wäre ohnehin unsinnig, da beim Nachwachsen kahle Stellen bleiben könnten.) Nicht alle Härchen, die aus der Reihe tanzen, müssen mit Stumpf und Stiel ausgerottet werden. Bei manchen reicht es aus, sie mit der Nagelschere zurechtzustutzen, so daß keine Löcher entstehen.

Wenn Sie Angst haben, beim Brauenzupfen zu patzen, können Sie von einer Kosmetikerin oder einer Freundin eine Grundkorrektur vornehmen lassen. Danach brauchen Sie nur noch der vorgegebenen Linie zu folgen.

WIE SIE ZUPFEN

Halten Sie ein Augenbrauenbürstchen in der einen und die Pinzette leicht schräg in der anderen Hand.

Spannen Sie die Haut leicht, und zupfen Sie die Härchen in Wuchsrichtung weg. Nicht büschelweise ausrupfen – nehmen Sie sich eines nach dem anderen vor. Beginnen Sie mit einer Stelle, die sichtbar korrekturbedürftig ist, zum Beispiel mit den wildwachsenden Härchen an der Nasenwurzel, auf dem Brauenbogen oder an den Schläfen. Danach zupfen Sie den Brauenbogen vorsichtig in Form.

Korrigieren Sie eine Stelle nach der anderen, wobei Sie jedesmal zuerst bürsten und danach zupfen. (Falls es sehr weh tut, tupfen Sie den Bereich vorher und nachher mit einem alkoholhaltigen, aseptisch wirkenden Gesichtswasser ab, das Sie in Drogerien und Kaufhäusern kaufen können.)

Zum Schluß mit adstringierendem (die Poren zusammenziehendem) Gesichtswasser abtupfen.

BRAUENFORMEN

Augenbrauen sind ein einzigartiges, charakteristisches Merkmal. Deshalb sollten Sie beim Zupfen und Konturieren Ihre natürliche Brauenform als Orientierungshilfe nehmen.

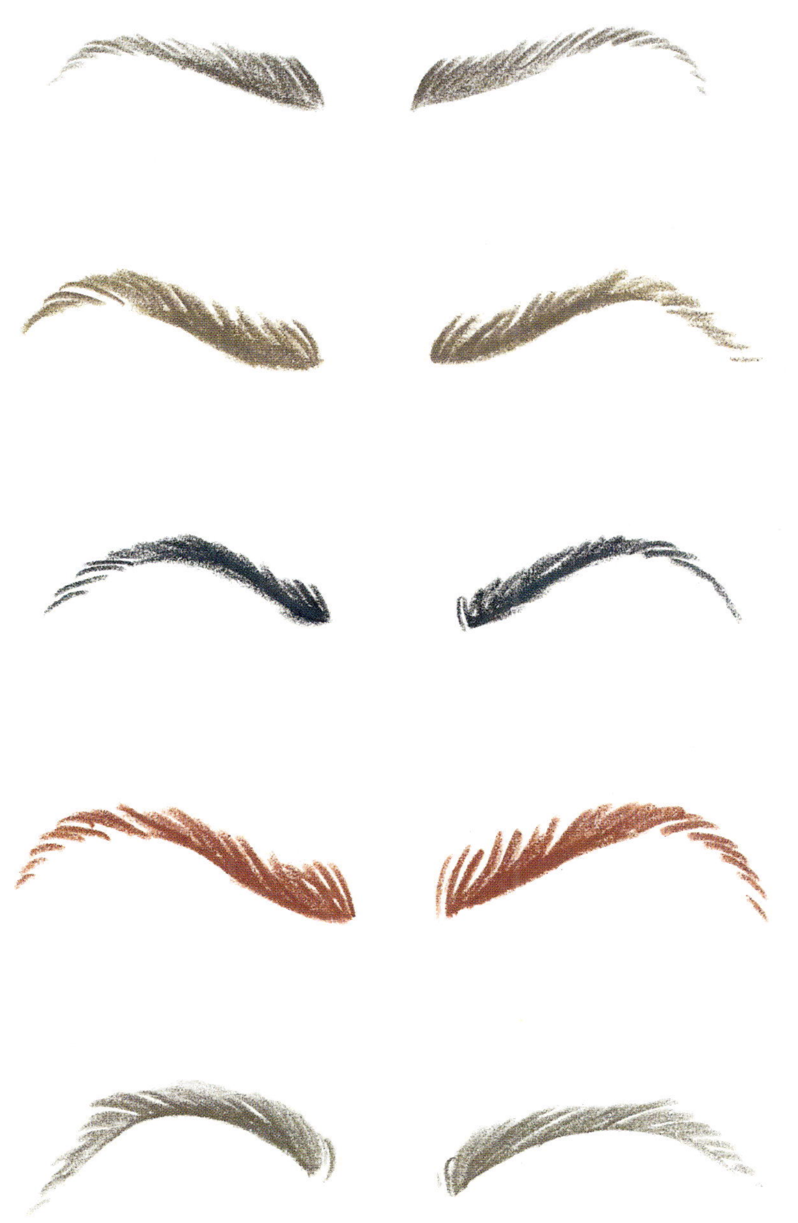

LIPPEN

DER LIPPENSTIFT GEHÖRT ZU DEN KOSMETIKARTIKELN, MIT DENEN ICH IMMER
WIEDER GERNE EXPERIMENTIERE. MAN KANN IHN NICHT NUR LEICHT UND
PROBLEMLOS WECHSELN, SONDERN ES MACHT AUCH SPASS, VERSCHIEDENE
FARBEN AUSZUPROBIEREN. (EIN VORTEIL BEIM MODELING BESTEHT DARIN, DASS
MAN BEI FAST JEDER AUFNAHME EINEN ANDEREN LIPPENSTIFT TRÄGT.) ICH
PERSÖNLICH BIN DER FESTEN ÜBERZEUGUNG, DASS DER LIPPENSTIFT VOR ALLEM
ZUR JEWEILIGEN STIMMUNG UND NICHT NUR ZUR KLEIDUNG PASSEN SOLLTE. UND
WIE BEI JEDEM TEIL DES MAKE-UPS GILT: WENN IHNEN EINE FARBE GUT STEHT,
HARMONIERT SIE HÖCHSTWAHRSCHEINLICH AUCH MIT IHRER GARDEROBE UND
DEN ACCESSOIRES. MANCHMAL VERWENDE ICH NUR EINEN KONTURENSTIFT UND
LIPGLOSS, ODER ICH WÄHLE EINE ZARTE, UNAUFFÄLLIGE FARBE. ES GIBT ABER
AUCH AUGENBLICKE, IN DENEN ICH DAS FEUER VORZIEHE, DAS NUR EIN
KRÄFTIGES, LEUCHTENDES ROT VERMITTELN KANN. DIE WAHL DES LIPPENSTIFTS
IST EINE EMOTIONALE ANGELEGENHEIT UND LÄSST RÜCKSCHLÜSSE AUF DIE
TRÄGERIN ZU. SELBST WENN ALLES ANDERE UNVERÄNDERT BLEIBT – KLEIDUNG,
HAARE, DAS GESAMTE MAKE-UP –, SIE WERDEN SICH WIE NEUGEBOREN FÜHLEN,
WENN SIE ZUM ERSTEN MAL EINE NEUE LIPPENSTIFTFARBE VERWENDEN. DER
WECHSEL VERÄNDERT NICHT NUR DAS GESICHT, SONDERN AUCH DIE INNERE
EINSTELLUNG UND DAMIT DAS GESAMTE LEBENSGEFÜHL.

KUSS
MUND
LIPPEN
LACHEN
ECHT

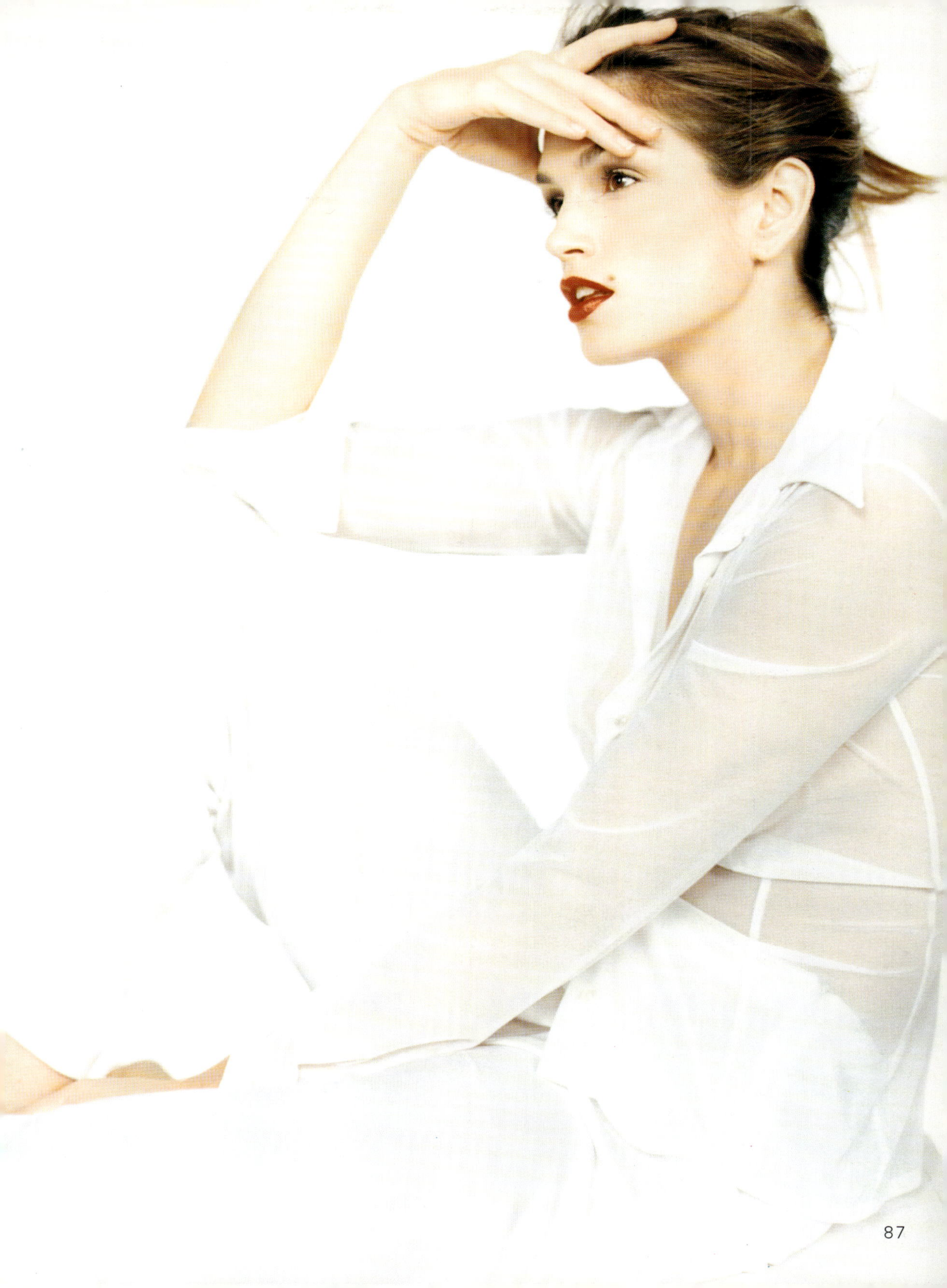

WAS ES IM HANDEL GIBT

1. KONTURENSTIFT. Ein bleistiftähnlicher Stift, der dazu dient, die Form der Lippen nachzuziehen oder zu korrigieren. Er verhindert außerdem, daß die Lippenstiftfarbe verläuft und feine Linien um den Mund bildet.

2. LIPGLOSS. Ein schimmernder Balsam, farblos oder in durchscheinender Farbe erhältlich.

3. LIPPENSTIFT. CREME: Beliebt und geeignet für ein Basis-Make-up; cremige Lippenstifte wirken durchscheinend und schimmern samtig. MATT: Lippenstifte, die einen stumpfen, nicht-glänzenden Farbfilm hinterlassen. Sie wirken von der Konsistenz her am natürlichsten und verlaufen selten. TRANSPARENT: Ein Hauch Farbe mit leichtem Glanz, zwischen Lipgloss und Lippenstift. GLANZ: Lippenstifte mit Perlglanz, die besonders gut zum Abend-Make-up passen. WISCHFEST: Sie sind am längsten haltbar und meistens mit mattem Glanz erhältlich. Sie haben den Vorteil, daß man damit unbesorgt essen und küssen kann. Auch sie verlaufen nicht, wie alle matten Produkte.

FARBWAHL

Die Farbwahl beim Lippenstift ist völlig subjektiv; lassen Sie sich nichts anderes einreden. Wenn Sie finden, daß Ihnen eine bestimmte Farbe steht, dann haben Sie vermutlich recht. Die Nuancen, die Ihrem Typ am meisten schmeicheln, kommen dem Naturton der Lippen nahe – von farblos bis hin zu gedeckten Rot- und Brauntönen. Den Lippenstift müssen Sie ausprobieren, und zwar auf den Lippen. Zum einen wirkt die Farbe hier ganz anders als in der Hülse, und zum anderen hat der individuelle natürliche Farbton Ihrer Lippen ebenfalls Einfluß auf das Ergebnis. Deshalb sieht der gleiche Lippenstift bei jeder Frau anders aus.

PROFI-TIP

MAKE-UP-KÜNSTLER KREIEREN OFT IHRE EIGENEN LIPPENSTIFTFARBEN, INDEM SIE ZWEI ODER MEHR NUANCEN MISCHEN. EXPERIMENTIEREN SIE ZUNÄCHST AUF IHREM HANDRÜCKEN, UND FALLS IHNEN EINE SCHATTIERUNG GEFÄLLT, GEBEN SIE ABGESCHABTE SPÄNE VON BEIDEN LIPPENSTIFTEN ODER LIPPENSTIFTRESTE IN EIN KLEINES, VERSCHLIESSBARES BEHÄLTNIS. NUN VERMISCHEN SIE DIESE MIT EINEM PLASTIKSPATEL, UND SCHON KÖNNEN SIE DIE »BRANDNEUE FARBE« EIGENER SCHÖPFUNG MIT DEM LIPPENPINSEL AUFTRAGEN.

THE POWER OF RED

EINE NEUE **LIPPENSTIFTFARBE** KANN DAS GESICHT **VERÄNDERN**, UND DAMIT DAS GANZE **LEBENSGEFÜHL**.

AUFTRAGEN

– Tragen Sie zuerst Puder oder eine transparente Teint-Grundierung auf, damit der Lippenstift besser haftet. (Wenn Sie einen Konturenstift benutzen, nehmen Sie Foundation als Unterlage, da Puder zu trocken ist.) Dadurch hält auch die Farbe länger.

– Mit einem spitz zulaufenden Lippenpinsel können Sie die Konturen genauer ausmalen und vor allem in die Mundwinkel gelangen.

– Die Lippenform kann mit dem Konturenstift durch leichtes Unter- oder Überzeichnen korrigiert werden. Verwischen Sie den Konturenstift dann zu den Lippen hin.

– Natürlicher wirkt es jedoch, wenn Sie die Lippen nicht konturieren. Ganz gleich, ob Sie Konturen- oder Lippenstift verwenden, beginnen Sie immer in der Mitte und arbeiten Sie sich zu den äußeren Mundwinkeln vor.

– Um nicht »angemalt« auszusehen, sollten Sie Augen und Mund nicht gleichzeitig betonen. Wenn Sie ein dunkles, rauchiges Augen-Make-up tragen, wählen Sie dazu beispielsweise einen unauffälligen Lippenstift – und umgekehrt.

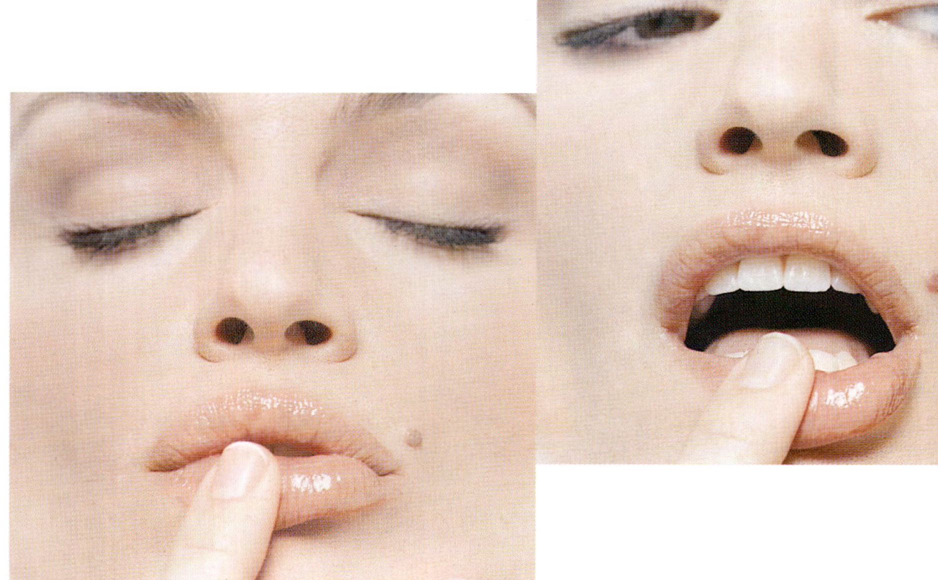

LIEBLINGS-TIP

ES GIBT FAST NICHTS PEINLICHERES, ALS GESAGT ZU BEKOMMEN, DASS LIPPENSTIFT AN DEN ZÄHNEN KLEBT. DEM LÄSST SICH GANZ EINFACH VORBEUGEN, INDEM SIE DEN ZEIGEFINGER ZWISCHEN DIE LIPPEN NEHMEN, DIE LIPPEN FEST SCHLIESSEN UND DEN FINGER HERAUSZIEHEN. ÜBERSCHÜSSIGER LIPPENSTIFT WIRD DABEI SOFORT ENTFERNT.

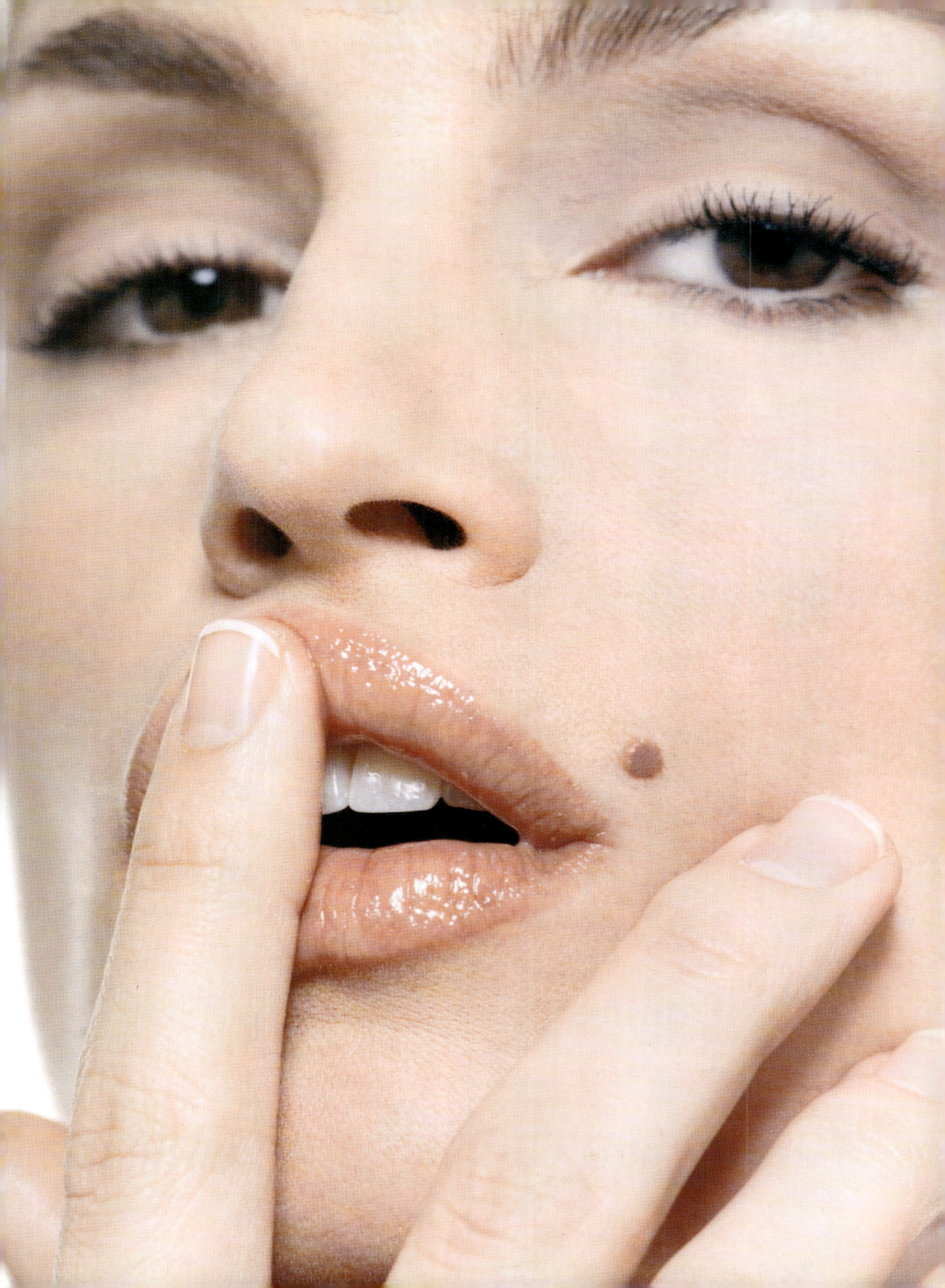

SO HÄLT DIE FARBE LÄNGER: KOSMETIKTUCH AUFDRÜCKEN ODER LOSEN PUDER AUFSTÄUBEN, DANN DIE ZWEITE SCHICHT AUFTRAGEN.

LIEBLINGS-TIP

WENN SIE AUS EINER GLÄNZENDEN EINE MATTE LIPPENSTIFTFARBE MACHEN WOLLEN, BETUPFEN SIE DIE LIPPEN EINFACH MIT LOSEM PUDER. ODER SIE TRENNEN DIE LAGEN EINES PAPIERTUCHS, DRÜCKEN EINE LAGE AUF IHRE LIPPEN UND STÄUBEN MIT DER QUASTE PUDER DARAUF.

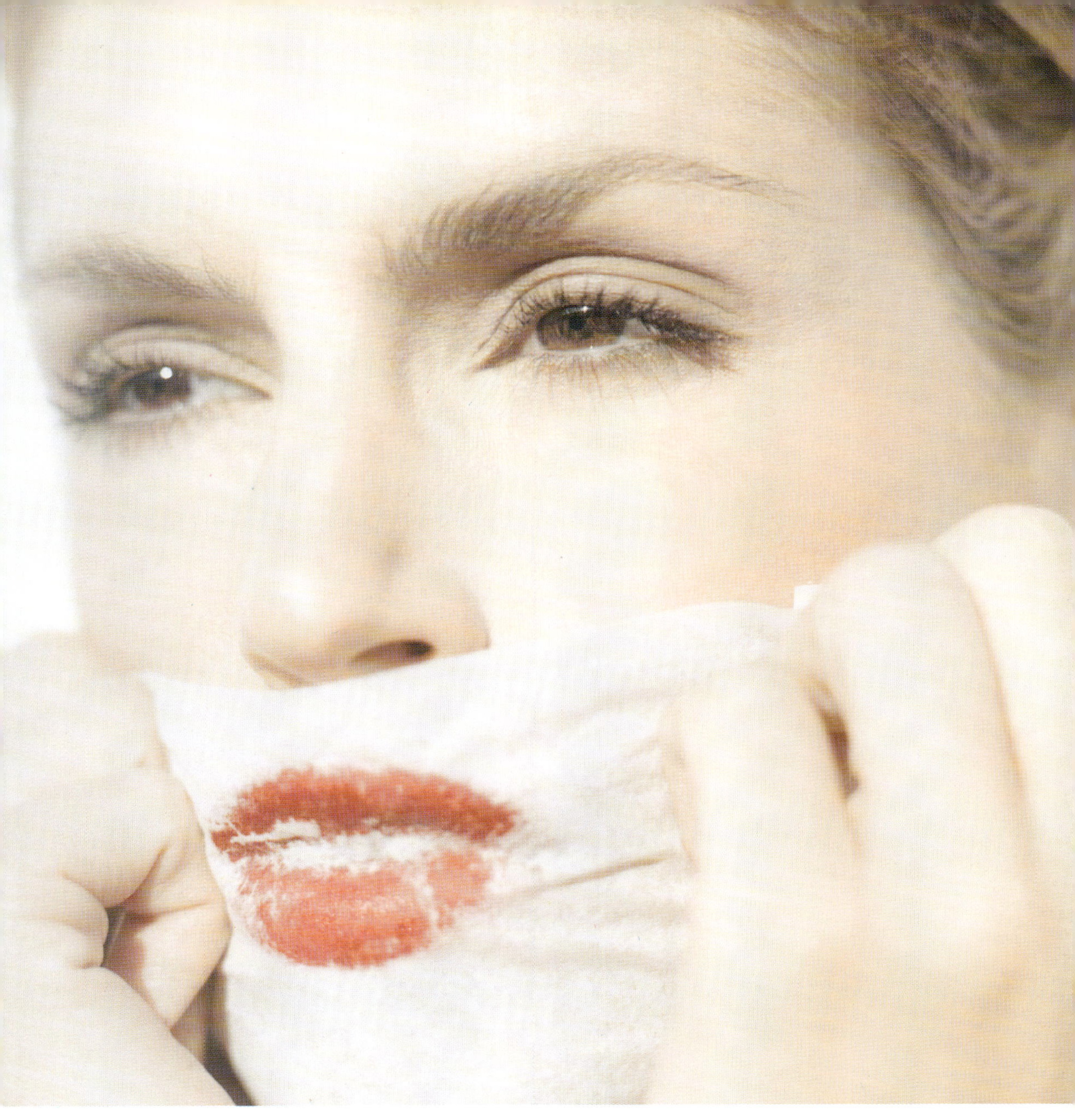

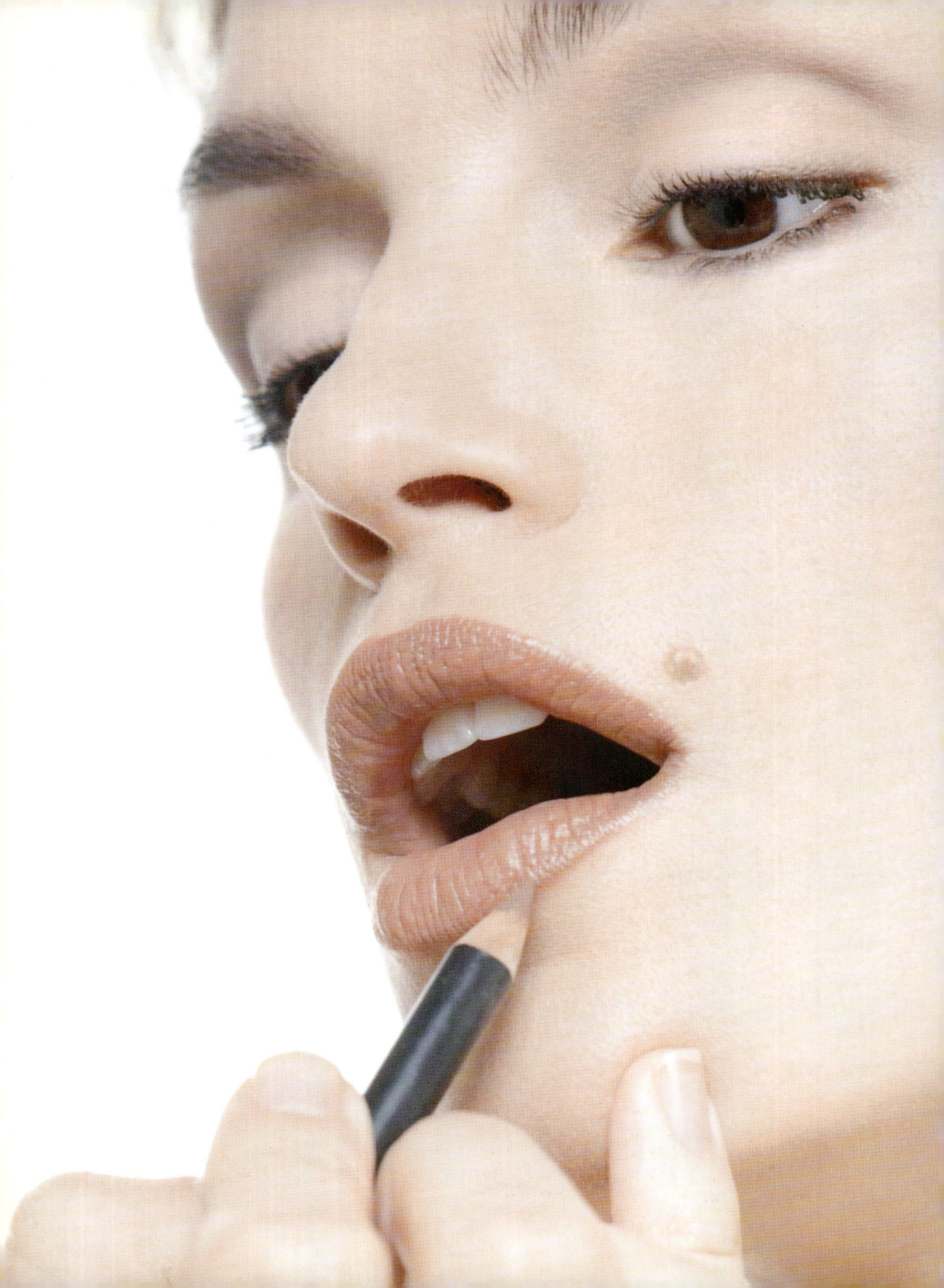

EIN LIPPENSTIFT, VIER LOOKS

Ein Lippenstift hat viele Leben. Mit Hilfe verschiedener Schminktechniken können Sie die Farbnuancen variieren und damit eine ganze Palette neuer Lippen-Make-ups schaffen.

1. Tupfen Sie den Lippenstift hauchdünn auf, so daß die Farbe KAUM SICHTBAR ist.

2. Malen Sie die Lippen KRÄFTIG aus.

3. Geben Sie farblosen Lipgloss darüber, damit die Lippen GLANZ bekommen.

4. Tragen Sie zuerst Korrekturstift oder -creme auf. Dann kommt der Lippenstift darüber, den Sie sorgfältig verwischen. (Oder mischen Sie die beiden vor dem Auftragen in der Hand.) Dadurch wird die Farbe HELLER UND CREMIGER.

PROFI-TIP
WENN SIE EINEN KONTURENSTIFT BENUTZEN, VERWISCHEN SIE DIE LINIE SORGFÄLTIG VOM RAND NACH INNEN. DA KONTURENSTIFTE TROCKENER SIND ALS LIPPENSTIFTE, HALTEN SIE LÄNGER ALS ALLE FARBEN, DIE SIE ZUM AUSMALEN BENUTZEN. WENN SIE DIE LINIE ALSO NICHT VERWISCHEN, IST SIE DAS EINZIGE, WAS EINE STUNDE SPÄTER VON IHREM LIPPEN-MAKE-UP ÜBRIGBLEIBT.

FINISH

FÜNF MINUTEN SIND VERGANGEN, IHR GESICHT IST GESCHMINKT. BEVOR SIE IHRE MAKE-UP-UTENSILIEN VERSTAUEN UND AUS DEM HAUS GEHEN, SOLLTEN SIE IHR GESICHT ZUM ABSCHLUSS NOCH EINMAL IM SPIEGEL KONTROLLIEREN. DAS GANZE GESICHT. DIESER SCHRITT IST UNGEHEUER WICHTIG, DENN BISHER HABEN SIE IHR MAKE-UP BAUSTEINCHENWEISE IN EINZELNEN SCHRITTEN AUFGETRAGEN. NUN EMPFIEHLT ES SICH, DAS GESAMTBILD ZU ÜBERPRÜFEN UND NOTFALLS LETZTE KORREKTUREN VORZUNEHMEN. FÜR MICH IST DAS MANCHMAL EIN WEITERER TUPFER ROUGE ODER EIN LETZTES ABPUDERN. WARUM MEHR ROUGE? WENN ICH EINEN UNAUFFÄLLIGEN LIPPENSTIFT VERWENDET HABE, MÖCHTE ICH MEINEM GESICHT IM WANGENBEREICH EIN BISSCHEN MEHR FARBE GEBEN. ODER SIE STELLEN FEST, DASS SIE IHREN LIDSCHATTEN DUNKLER SCHATTIEREN ODER AUFHELLEN SOLLTEN. NUR WENN SIE EINEN SCHRITT ZURÜCKTRETEN UND SICH KRITISCH IM SPIEGEL ÜBERPRÜFEN, HABEN SIE DIE RICHTIGE DISTANZ, AUS DER ANDERE SIE SPÄTER BETRACHTEN WERDEN. NATÜRLICH KANN ES SEIN, DASS IHR MAKE-UP AUF ANHIEB ABSOLUT PERFEKT IST UND KEINER KORREKTUR BEDARF.

WORAUF SIE ACHTEN SOLLTEN

– Make-up ist eine Sache der Perspektive. Treten Sie einen Schritt vom Spiegel zurück, und überprüfen Sie das Gesamtbild aus der Warte, aus der die meisten Menschen Sie tagsüber sehen werden.

– Begutachten Sie das Farbverhältnis zwischen Rouge und Lippenstift. Wenn Sie einen kräftigen Lippenstift aufgetragen haben, brauchen Sie wahrscheinlich nicht mehr viel Rouge. Umgekehrt kann ein unauffällig geschminkter Mund ein wenig mehr Rouge verlangen, als sie normalerweise benutzen würden.

– Prüfen Sie, ob Sie Mascara verschmiert haben, und entfernen Sie die Patzer.

– Kontrollieren Sie noch einmal ganz genau, ob die Farben sorgfältig verwischt sind, vom Haaransatz bis zum Kinn.

– Wenn Sie es noch nicht getan haben, dann greifen Sie jetzt zum Finger-in-den-Mund-Trick (siehe Seite 90), damit sich kein Lippenstift auf den Zähnen absetzt.

– Fixieren Sie Ihr Make-up, indem Sie das Gesicht ein letztes Mal hauchdünn abpudern.

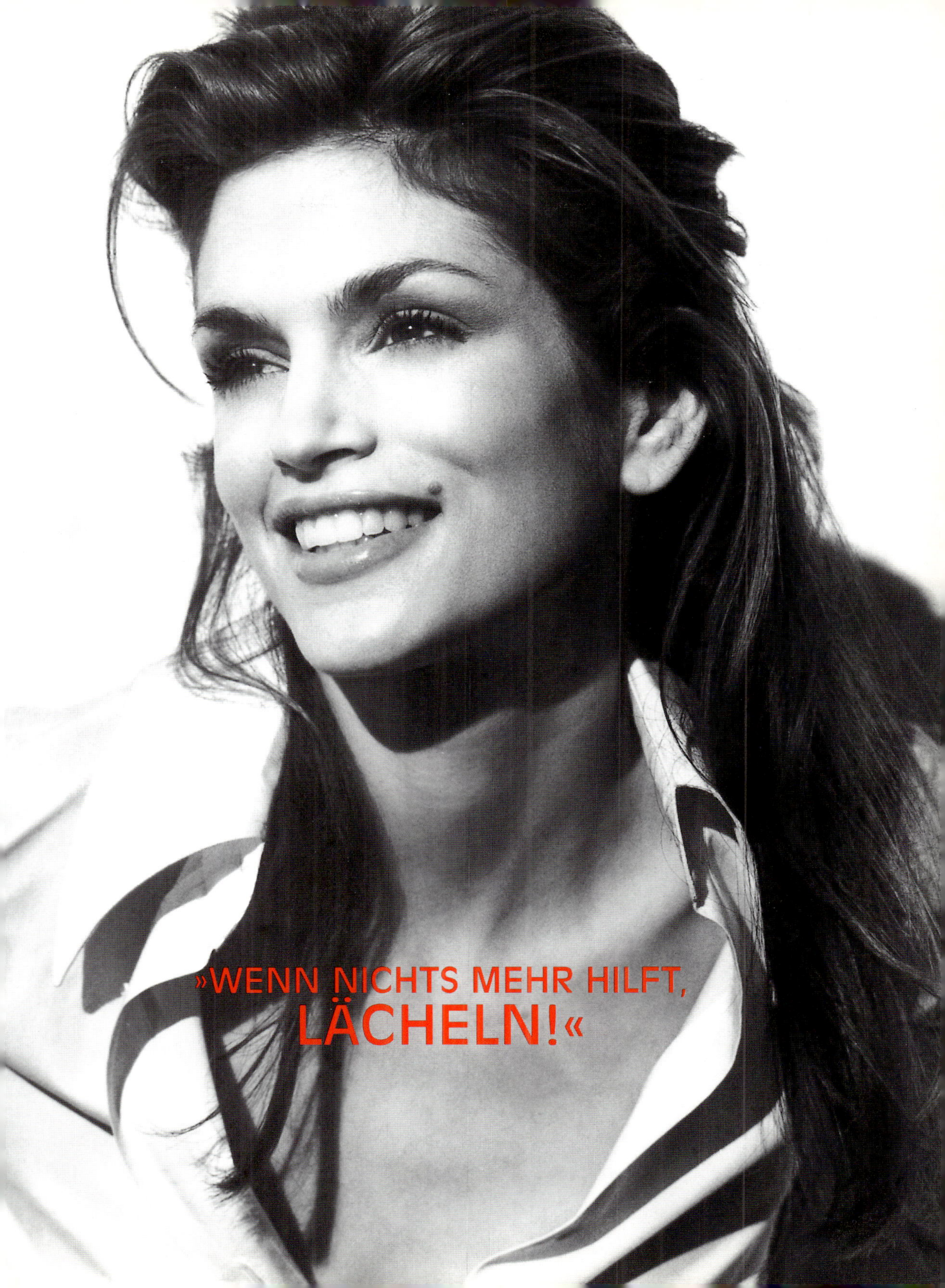
»WENN NICHTS MEHR HILFT,
LÄCHELN!«

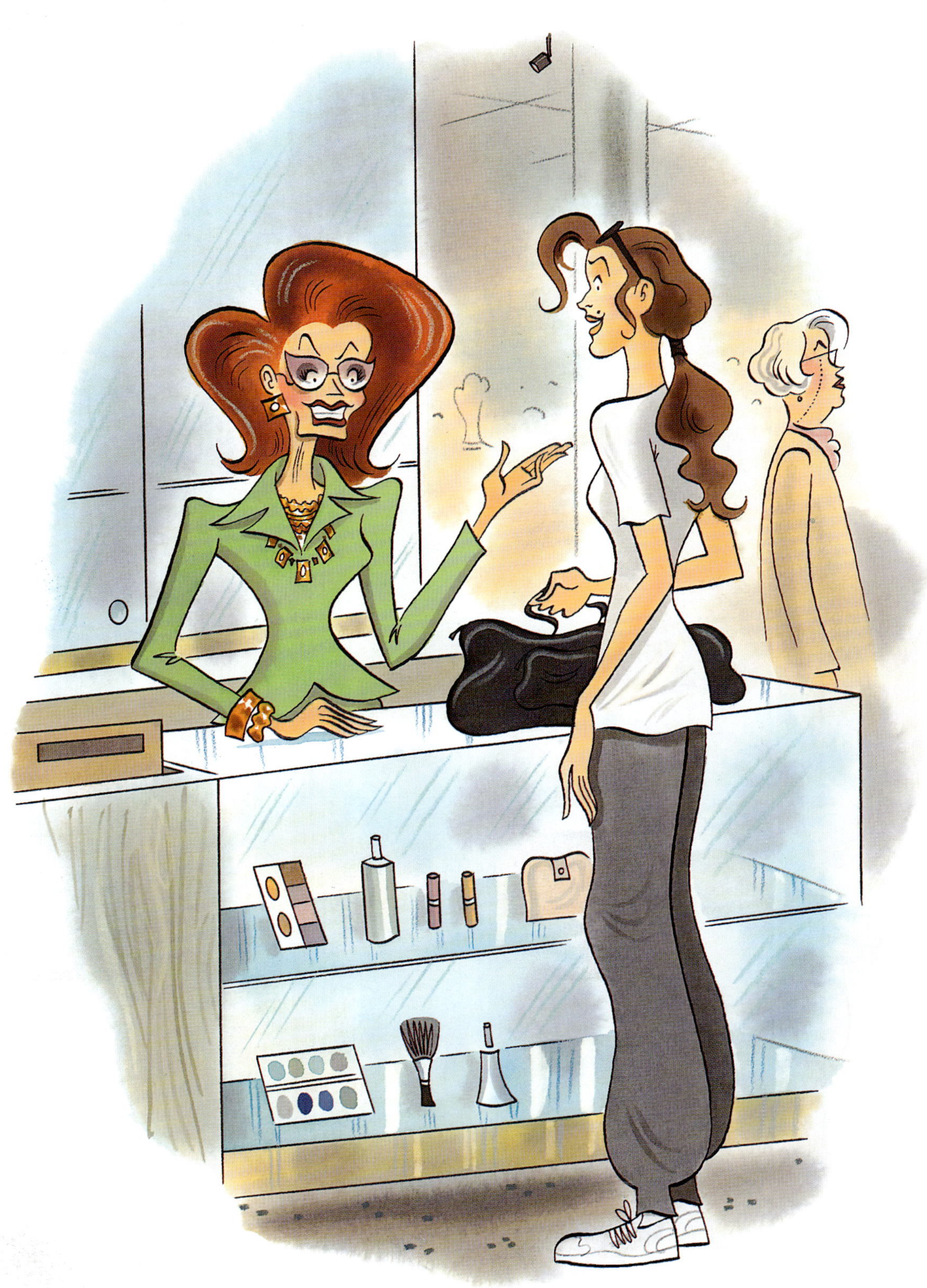

EINKAUFS-TIPS

KÜRZLICH WAR ICH IN DER KOSMETIKABTEILUNG EINES KAUFHAUSES, UND DIE
VERKÄUFERIN SAGTE ZU MIR: »SCHÄTZCHEN, MIT EIN BISSCHEN MAKE-UP
KÖNNTEN SIE ECHT HÜBSCH AUSSEHEN!«

NICHT VERGESSEN:
SIE SIND DIE KUNDIN!

NEHMEN SIE DIESE LISTE MIT ZUM SHOPPING.

1. EINE KOSMETIKBERATERIN HAT DIE AUFGABE, MAKE-UP ZU VERKAUFEN. Für sie gilt: je mehr, desto besser. Überlegen Sie, ob Sie die Produkte, die sie Ihnen empfiehlt, tatsächlich auch benutzen. Brauchen Sie wirklich vier verschiedene Lidschattenfarben? Gefällt Ihnen der Lippenstift, für den sie die Werbetrommel rührt? Bevor Sie auf die Ratschläge eingehen, betrachten Sie das Make-up, das die Verkäuferin selbst trägt. Möchten Sie so aussehen?

2. SIE SIND DIE KUNDIN. Wenn Sie Make-up kaufen, sind die Kosmetikberaterinnen ganz für Sie da. Es gibt Proben von den meisten Präparaten, die sie Ihnen gerne zeigen werden. Also haben Sie keine Scheu, darum zu bitten. Sie brauchen kein schlechtes Gewissen zu haben, weil Sie ihre Zeit in Anspruch nehmen; dafür ist das Verkaufspersonal schließlich da.

3. PREIS-LEISTUNGS-VERHÄLTNIS. Wenn Ihnen eine Farbe gefällt oder sich ein Produkt gut anfühlt, spielt es im ersten Augenblick vielleicht keine Rolle, ob Sie fünf oder fünfzig Mark dafür ausgeben. Aber wenn Sie darüber nachdenken, ist ein angemessener Preis doch sehr wünschenswert.

4. MAKE-UP IST FÜRS GESICHT GEDACHT, NICHT FÜR DIE HÄNDE. Sie verwenden es später nicht für die Hände, warum wollen Sie es also dort ausprobieren? Sie können nur dann sagen, was Ihnen steht, wenn Sie es an der richtigen Stelle auftragen und die Wirkung überprüfen. Halten Sie also genug Make-up-Entferner-Tücher bereit, um die Proben wieder wegzuwischen. Entfernen Sie eventuell das alte Make-up und probieren Sie ein neues an der Stelle aus, wo es später aufgetragen werden soll.

5. IMPULSKÄUFE ZAHLEN SICH NICHT AUS. Sehen Sie sich das Produkt oder eine Farbnuance eine Zeitlang genau an, bevor Sie kaufen. Probieren Sie es im Gesicht aus, und gehen Sie ins Freie, um es bei Tageslicht zu überprüfen (statt bei künstlicher Neonbeleuchtung). Keine Angst, Sie werden zurückkommen, wenn es Ihnen gefällt. Zugegeben, diese Form des Einkaufs ist anstrengend, aber haben Sie nicht auch die Nase voll von teuren Fehlkäufen, die Ihre Schubladen füllen?

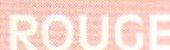

FARB-
BERATUNG

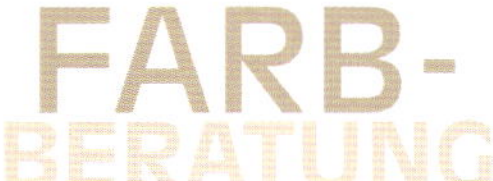

CONCEALER
Falls Sie Korrekturstift oder -creme ohne Grundierung benutzen, sollte die Farbe genau auf Ihren natürlichen Hautton abgestimmt sein. In Verbindung mit einer Foundation Korrekturstift oder -creme eine Nuance heller wählen.

FOUNDATION
Probieren Sie den Farbton im Gesicht aus; er sollte dem Naturton Ihrer Haut entsprechen. Wenn er sich nicht von der Haut unterscheidet, haben Sie den richtigen Ton gewählt.

PUDER
Transparenter Puder ist leichter zu benutzen. Falls Sie getönten bevorzugen, gilt:
1. auf dem nicht grundierten Gesicht gleicher Ton wie die Haut;
2. auf Foundation oder in Augennähe eine Nuance heller.

ROUGE
In der gleichen Farbe, in der Sie natürlich erröten. Kneifen Sie sich in die Wangen, um zu sehen, welchen Farbton Sie brauchen.

LIDSCHATTEN
Neutrale, unauffällige Farben stehen jeder Frau. Wählen Sie einen helleren Farbton für das Augenlid, betonen Sie die Lidfalte mit einer mittelkräftigen Farbe, und akzentuieren Sie den Wimpernrand mit einer dunklen Schattierung.

KHOL, KAJAL
Wählen Sie dunkle, neutrale Farben wie Braun, Dunkelgrau und ein stumpfes Schwarz. Kräftige Farben erfordern eine absolut ruhige Hand, und ein reines Schwarz kann hart wirken.

MASCARA
Schwarze Wimperntusche ist das »kleine Schwarze«, das bei keinem Make-up fehlen darf. Sie steht jeder Frau. Wenn das Auge weicher wirken soll, probieren Sie Schwarzbraun.

AUGENBRAUENSTIFT ODER -PUDER
Wählen Sie einen Farbton, der eine Nuancen heller ist als Ihre Brauenhärchen. Keine Angst, vertrauen Sie uns. Sie werden von dem natürlich wirkenden Ergebnis begeistert sein.

LIPPEN
Farben, die Ihnen schmeicheln, ähneln dem Naturton Ihrer Lippen. Denken Sie daran, den Lippenstift an der Stelle auszuprobieren, wo Sie ihn später benutzen, nämlich auf den Lippen.

BRAUCHEN SIE FARB-BERATUNG? SCHNEIDEN SIE DIE LISTE AUS:

HIER SIND EIN PAAR PROFI-TIPS FÜR DEN EINKAUF.

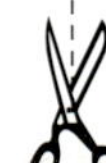

1. KOSMETIKBERATERINNEN HABEN DIE AUFGABE, MAKE-UP ZU VERKAUFEN. FÜR SIE GILT: JE MEHR, DESTO BESSER. ÜBERLEGEN SIE, OB SIE DIE PRODUKTE, DIE IHNEN EMPFOHLEN WERDEN, TATSÄCHLICH AUCH BENUTZEN. BEVOR SIE AUF DIE RATSCHLÄGE EINGEHEN, BETRACHTEN SIE DAS MAKE-UP, DAS DIE VERKÄUFERIN SELBST TRÄGT. MÖCHTEN SIE SO AUSSEHEN?

2. SIE SIND DIE KUNDIN. WENN SIE MAKE-UP KAUFEN, SIND DIE KOSMETIKBERATERINNEN GANZ FÜR SIE DA. ES GIBT PROBEN VON DEN MEISTEN PRÄPARATEN, DIE SIE IHNEN GERNE ZEIGEN WERDEN. ALSO HABEN SIE KEINE SCHEU, DARUM ZU BITTEN. SIE BRAUCHEN KEIN SCHLECHTES GEWISSEN ZU HABEN, WEIL SIE IHRE ZEIT IN ANSPRUCH NEHMEN; DAFÜR IST DAS VERKAUFSPERSONAL SCHLIESSLICH DA.

3. PREIS-LEISTUNGS-VERHÄLTNIS. WENN IHNEN EINE FARBE ODER DAS GEFÜHL EINES PRODUKTS AUF DER HAUT GEFÄLLT, SPIELT ES IM ERSTEN AUGENBLICK VIELLEICHT KEINE ROLLE, OB SIE FÜNF ODER FÜNFZIG MARK DAFÜR AUSGEBEN. ABER WENN SIE DARÜBER NACHDENKEN, IST EIN ANGEMESSENER PREIS EBEN DOCH WICHTIG.

4. MAKE-UP IST FÜRS GESICHT GEDACHT, NICHT FÜR DIE HÄNDE. SIE VERWENDEN ES SPÄTER NICHT FÜR DIE HÄNDE, WARUM WOLLEN SIE ES ALSO DORT AUSPROBIEREN? SIE KÖNNEN NUR DANN SAGEN, WAS IHNEN STEHT, WENN SIE ES AN DER RICHTIGEN STELLE AUFTRAGEN UND DIE WIRKUNG ÜBERPRÜFEN. SIE SOLLTEN MIT EINEM KOSMETIKTUCH DAS ALTE MAKE-UP ENTFERNEN UND EIN NEUES AN DER STELLE AUSPROBIEREN, WO ES SPÄTER AUFGETRAGEN WIRD.

5. IMPULSKÄUFE ZAHLEN SICH NICHT AUS. SEHEN SIE SICH DAS PRODUKT ODER EINE FARBNUANCE EINE ZEITLANG GENAU AN, BEVOR SIE KAUFEN. PROBIEREN SIE ES IM GESICHT AUS, UND GEHEN SIE INS FREIE, UM ES BEI TAGESLICHT ZU ÜBERPRÜFEN. KEINE ANGST, SIE WERDEN ZURÜCKKOMMEN, WENN ES IHNEN GEFÄLLT. ZUGEGEBEN, DIESE FORM DES EINKAUFS IST ANSTRENGEND, ABER HABEN SIE NICHT AUCH DIE NASE VOLL VON TEUREN FEHLKÄUFEN, DIE IHRE SCHUBLADEN FÜLLEN?

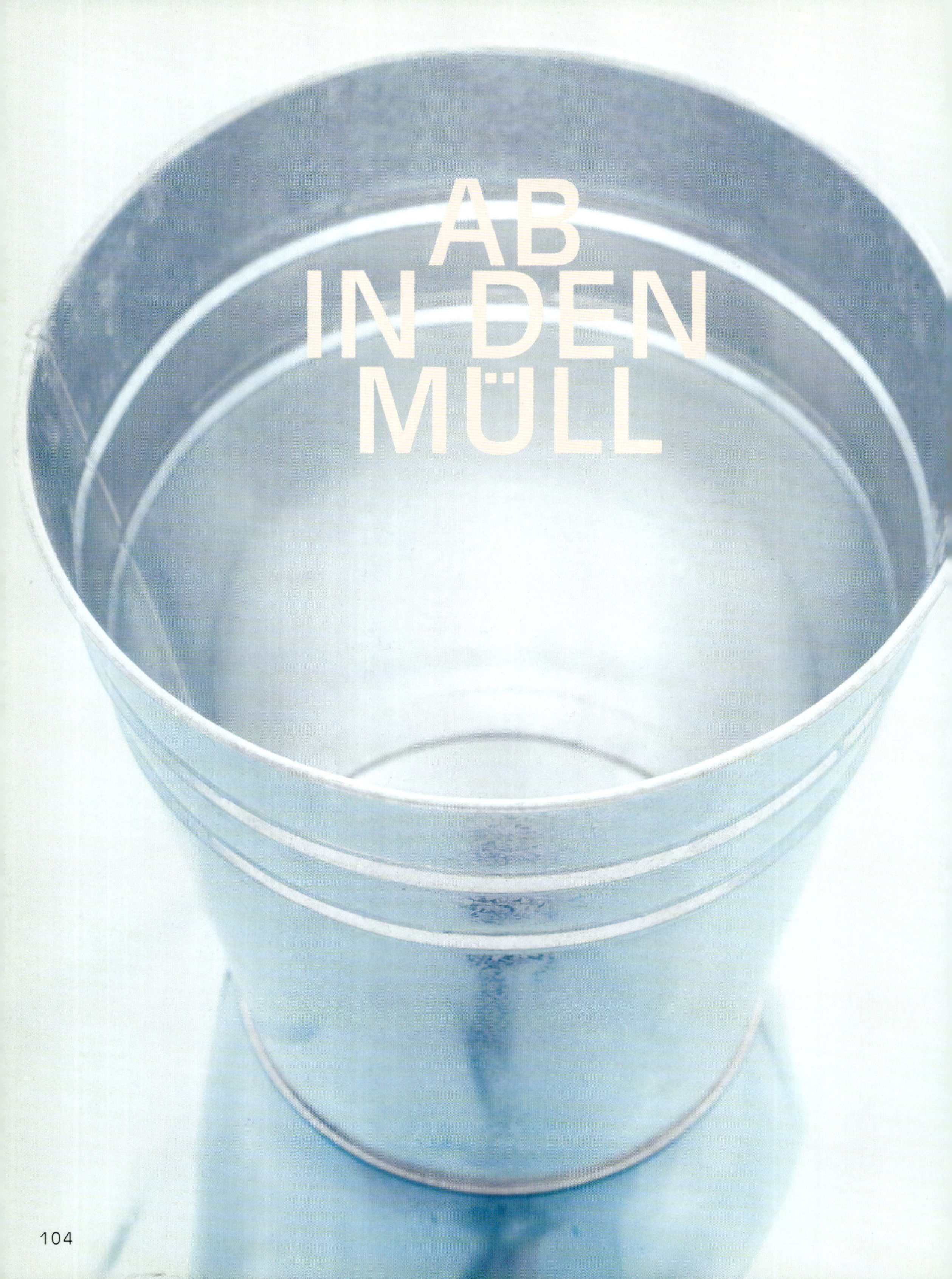

AB
IN DEN
MÜLL

WEG DAMIT!

MAKE-UP KANN MAN LANGE AUFBEWAHREN, ABER NICHT EWIG. DIE WIMPERN-
TUSCHE MUSS ALS ERSTES DARAN GLAUBEN. DA ES SICH UM EIN CREMIGES
PRODUKT HANDELT, KÖNNEN SICH BAKTERIEN SCHNELLER VERBREITEN – UND DA
WIMPERNTUSCHE IN AUGENNÄHE AUFGETRAGEN WIRD, KÖNNEN DIESE LEICHT
GEFÄHRLICH WERDEN. DESHALB SOLLTE SIE ALLE DREI BIS SECHS MONATE AUS-
GEWECHSELT WERDEN. DIE MEISTEN ANDEREN MAKE-UP-UTENSILIEN HALTEN BIS
ZU ZWEI ODER DREI JAHREN. ACHTEN SIE AUF VERÄNDERUNGEN IN KONSISTENZ
UND GERUCH. PUDER WIRD BEISPIELSWEISE MIT DEM ALTER FLOCKIG, UND TEINT-
GRUNDIERUNGEN GERINNEN ODER VERFÄRBEN SICH. FINGER UND HANDWERKS-
ZEUG SOLLTEN IMMER PEINLICHST SAUBER SEIN, UM VERUNREINIGUNGEN ZU
VERMEIDEN. UM DIE LEBENSDAUER IHRER MAKE-UP-PRODUKTE ZU VERLÄNGERN,
SOLLTEN SIE SIE AN EINEM KÜHLEN ORT AUFBEWAHREN UND DIE BEHÄLTNISSE
GUT VERSCHLIESSEN. UND WENN IHNEN EINE FARBE GEFÄLLT, HABEN SIE DAS
PRODUKT VERMUTLICH AUFGEBRAUCHT, LANGE BEVOR ES SCHLECHT WIRD.

CINDY CRAWFORD IST EIN INTERNATIONAL GEFRAGTES MODEL UND WAR AUF MEHR ALS VIERHUNDERT TITELSEITEN ABGEBILDET. SIE HAT GEMEINSAM MIT IHREM TRAINER RADU ZWEI FITNESS-VIDEOS PRODUZIERT, DIE REISSENDEN ABSATZ GEFUNDEN HABEN. SECHS JAHRE LANG WAR CINDY CRAWFORD MODERATORIN DES BAHNBRECHENDEN MTV-MODEMAGAZINS House of Style. DARÜBER HINAUS HABEN DIE LANGJÄHRIGEN BEZIEHUNGEN ZU PEPSI UND IHRE JAHRESKALENDER DAZU BEIGETRAGEN, IHR GESICHT INTERNATIONAL BEKANNT ZU MACHEN.

SONIA KASHUKS MAKE-UPS WURDEN WELTWEIT FÜR MODE- UND SCHÖNHEITSMAGAZINE ABGELICHTET UND SCHMÜCKTEN UNTER ANDEREM AUCH DIE TITELSEITEN DER AMERIKANISCHEN, BRITISCHEN, FRANZÖSISCHEN, DEUTSCHEN UND ITALIENISCHEN AUSGABEN DER ZEITSCHRIFT VOGUE. SIE ARBEITET REGELMÄSSIG MIT INTERNATIONAL RENOMMIERTEN MODEFOTOGAFEN ZUSAMMEN, VOR ALLEM MIT ARTHUR ELGORT. SIE IST AUSSERDEM ALS BERATERIN FÜR MEHRERE KOSMETIKFIRMEN TÄTIG UND SIEHT IHRE BERUFLICHE AUFGABE DARIN, VON DER KAMERA EINGEFANGENE ILLUSIONEN IN REALITÄT ZU VERWANDELN, INDEM SIE FRAUEN ZEIGT, WIE SIE IHRE NATÜRLICHE SCHÖNHEIT HERVORHEBEN KÖNNEN.

ROBERT VALENTINE IST GRÜNDER EINER BEKANNTEN DESIGN-FIRMA, DER VALENTINE GROUP. ER IST SCHÖPFER DER BEI KNOPF ERSCHIENENEN CHIC SIMPLE-REIHE UND HAT ZUSAMMEN MIT MARTHA STEWARD AN DER PUBLIKATION IHRER ZEITSCHRIFT UND BÜCHER MITGEWIRKT. ER HAT ZAHLREICHE AUSZEICH-NUNGEN ERHALTEN, UND SEINE ARBEITEN SIND TEIL STÄNDIGER AUSSTELLUNGEN IN GALERIEN UND MUSEEN WIE DEM COOPER HEWITT, DEM VICTORIA & ALBERT MUSEUM UND DEM SMITHSONIAN MUSEUM.

KATHLEEN BOYES HAT SICH ALS FREIBERUFLICHE JOURNALISTIN AUF DIE THEMENBEREICHE MODE UND SCHÖNHEIT SPEZIALISIERT. IHRE BEITRÄGE SIND IN ZAHLREICHEN PUBLIKATIONEN ERSCHIENEN, UNTER ANDEREM IN SELF, THE CHICAGO TRIBUNE, NEW YORK NEWSDAY UND USA TODAY. VOR IHRER FREI-BERUFLICHEN KARRIERE WAR SIE ALS MODEREDAKTEURIN BEI WOMEN'S WEAR DAILY UND W TÄTIG.

MICHEL COMTE GILT ALS FEDERFÜHRENDES MITGLIED DER INTERNATIONA-LEN FOTOGRAFENSZENE. SEINE ARBEITEN SIND REGELMÄSSIG IN ALLEN WICHTIGEN CONDE NAST-PUBLIKATIONEN UND IM RAHMEN BEKANNTER AUSSTELLUNGEN ZU SEHEN, ZUM BEISPIEL KÜRZLICH BEI EINER RETROSPEKTIVE IN ZÜRICH. DER LEIDENSCHAFTLICHE FOTOJOURNALIST SETZT SICH AKTIV FÜR DAS ROTE KREUZ EIN UND NUTZT SEIN SCHÖPFERISCHES TALENT, UM MITTEL FÜR DIE AIDS-FORSCHUNG BEREITZUSTELLEN.

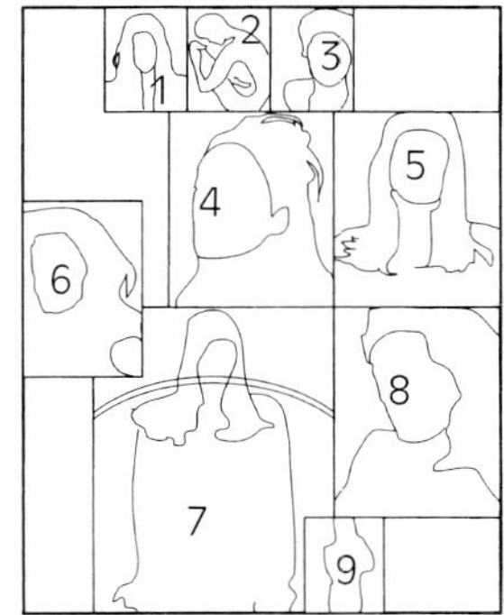

FOTONACHWEIS: FOTOS AUF SEITE 14
1. ARTHUR ELGORT 2. SANTE D'ORAZIO 3. MICHEL COMTE 4. ARTHUR ELGORT 5. PATRICK DEMARCHELIER 6. MICHEL COMTE 7. NICK KNIGHT 8. SANTE D'ORAZIO 9. HERB RITTS

UNSER BESONDERER DANK GILT
Ashley, Chris Bishop, Mark Bugzestter, Fred Castillo, Howard Chang, Jin Chung, Helen Crowther, Diane De Witt, Jennifer Dynoff, Kathy Eng, Scott Hagendorf, Joyce Hartenstein, Marianne Houtenbos, Tim Howard, Lisa Hubbard, Iman, Daniel Kaner, Julie Kauss, Tina Lauffer, Kendal Liddle, Petra Liebertanz, Emanuele Macioni, Jeremy Maher, Bert Meadows, Susan Moore, Michelle Ocampo, Mark Pardini, Karen Pearson, Liza Postma, Mary Rozzi, Karen Smith, Isabel Sousa, Meg Stebbins, Stefan Studer, Leslie Sweeney, Cornelia Terzis, Sissy Vian, Wendell, Emma Wheeler, Amir Zia.

KLEIDUNG UND ACCESSOIRES
ALAIN MIKLI, ALBERTA FERRETI, ALBERTO BIANI, BASILE, DOLCE & GABBANA, DONNA KARAN, FISSORE, GUCCI, MARINA SPADAFORA, SABBIA ROSA, TSE, VERSACE.

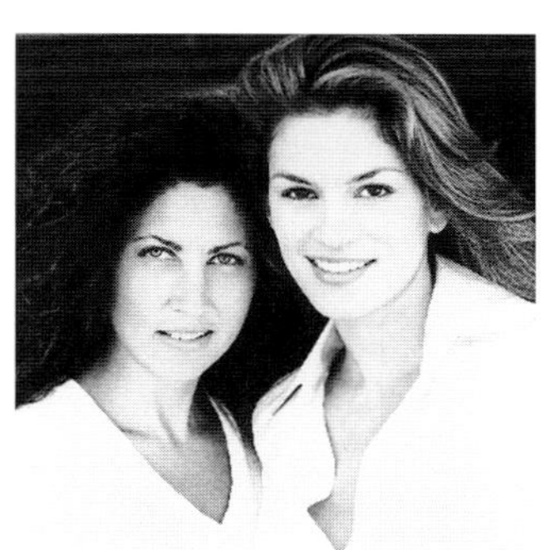

Sonia & ich

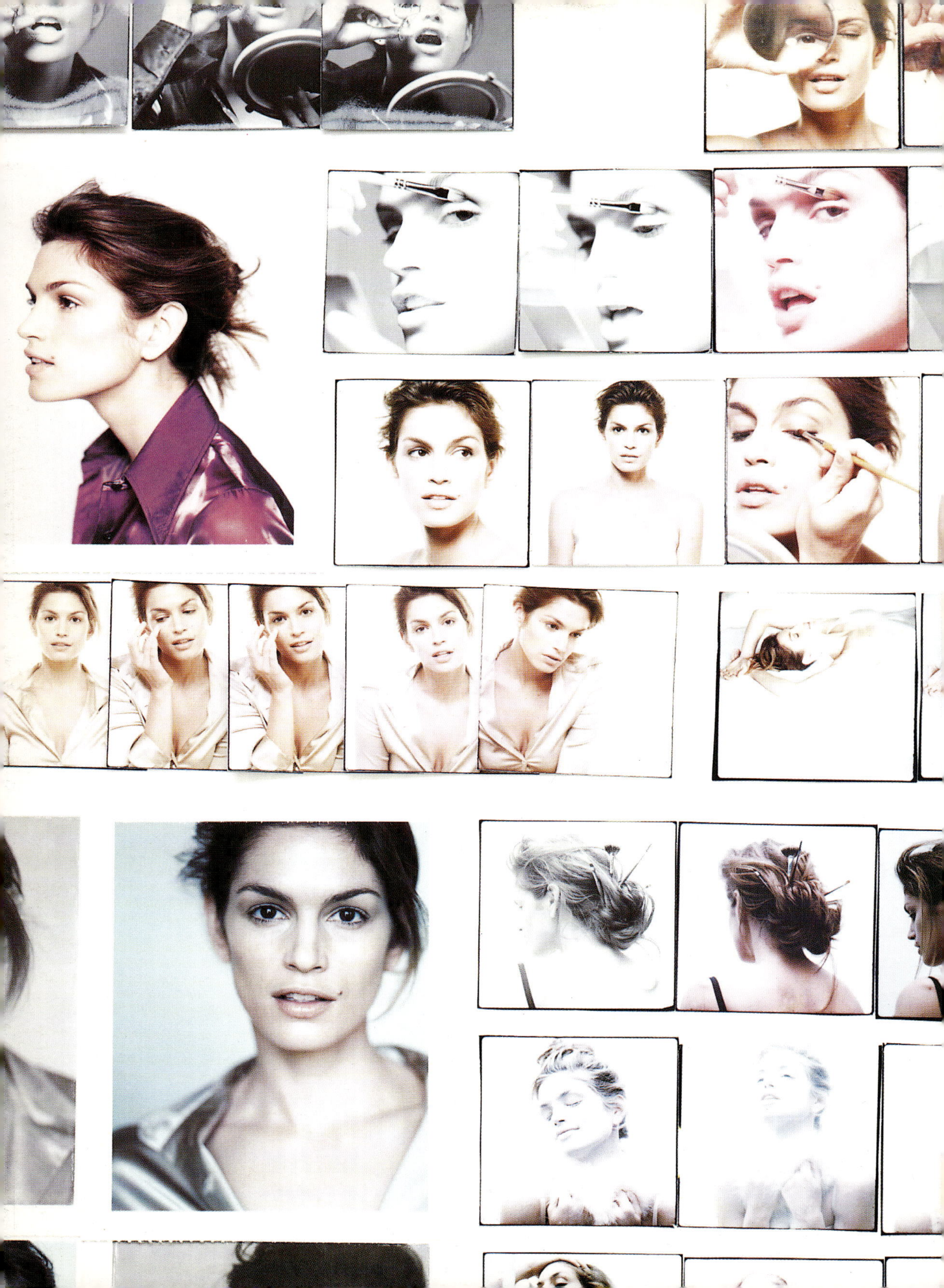

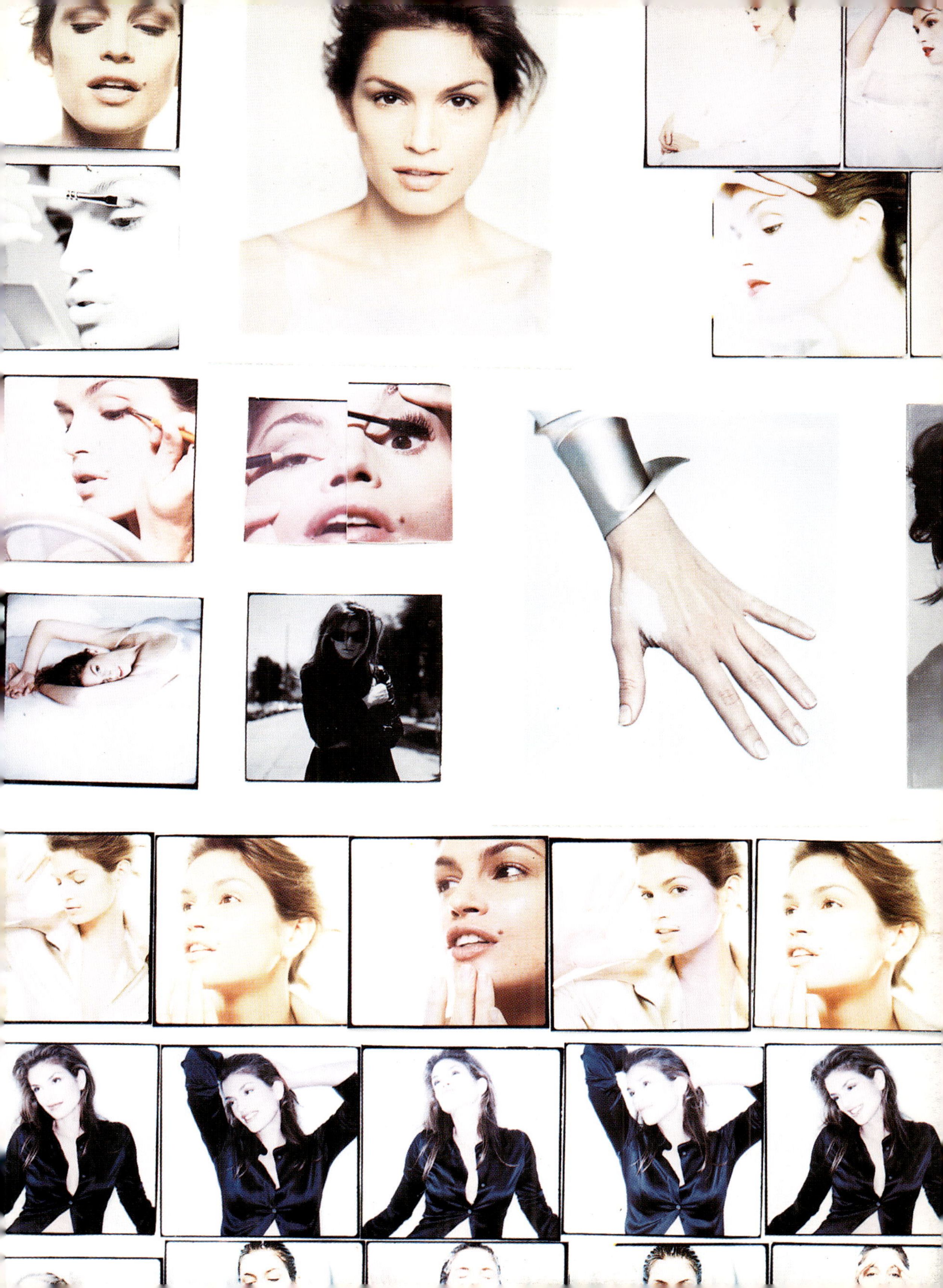